30日30種脳ドリルを行い

サビついた脳の司令塔を鍛えましょう！

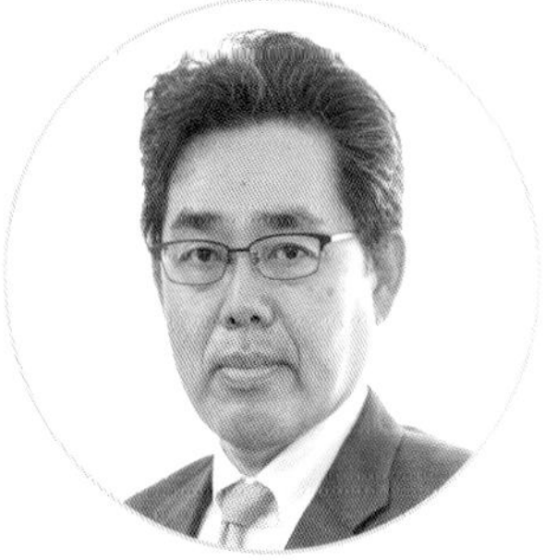

監修

東北大学教授
川島隆太（かわしまりゅうた）

川島隆太先生 プロフィール

1959年、千葉県生まれ。1985年、東北大学医学部卒業。同大学院医学研究科修了。医学博士。スウェーデン王国カロリンスカ研究所客員研究員、東北大学助手、同専任講師を経て、現在は東北大学教授として高次脳機能の解明研究を行う。脳のどの部分にどのような機能があるのかという「ブレイン・イメージング」研究の日本における第一人者。

私たちの脳は、体と同じで
年齢を重ねるとともに衰えていきます。
会話の途中で人や物の名前が
出てこなくなるなど、
ど忘れや物忘れが増えてきます。
また、集中力が続かなくなったり、
頭が疲れやすくなったりもします。

しかし、適度な運動で
体を鍛えられるように、
脳も意識的に働かせることが重要。
「脳の司令塔」である前頭前野の働きが
向上して、ど忘れや物忘れが減り、
集中力が途切れることも
少なくなるのです。
脳の司令塔を鍛えるには、
毎日の脳のトレーニングが効果的。
毎日、新しい種類のドリルに
取り組める本書が大いに役立ちます。

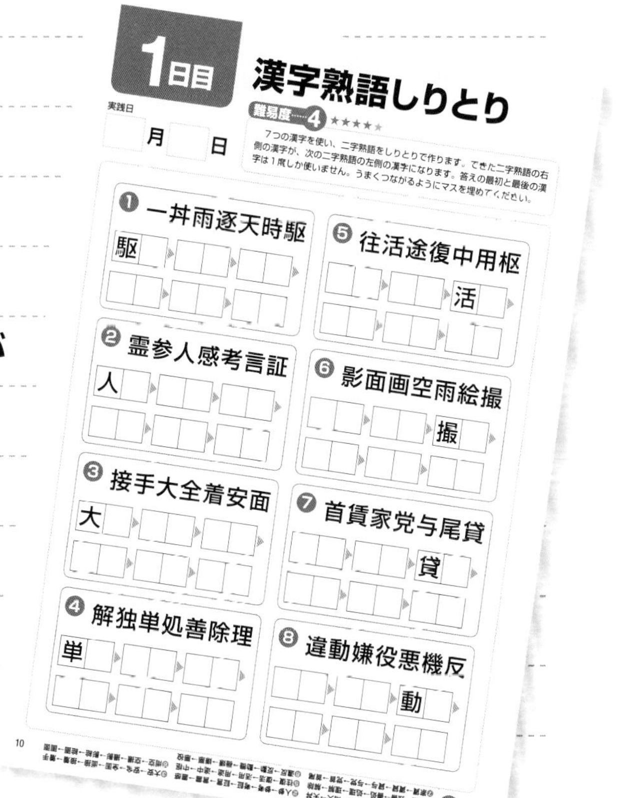

新しい脳ドリルを毎日実践すれば 記憶力・集中力が高まり 意欲もぐんぐんみなぎります

20代以降は脳が老化し物忘れなどが増える

「昔と違って新しいことを行ったり、覚えたりするのが苦手になってきた」「なぜかやる気が出なくなり、何をやるにも腰が重くなってきた」「服装や化粧など、身だしなみに気を使わなくなった」「突然カッとなって、家族に怒鳴りつけることも出てきた」……。

このようなことに心あたりはありませんか。多くの人は、年を重ねるとともに脳が老化し、物忘れやど忘れが増えてきます。人の名前を思い出せなかったり、買ってくる物をうっかり忘れたりすることが多くなってきます。

さらに、「これまで普通に行っていたことが面倒くさくなる」「柔軟性がなくなり、自分の考えと違った意見を受け入れることができなくなる」「根気がなくなって、物事を途中で投げ出す」といったことも、脳の老化のサインです。

残念ながら脳の老化は避けることができません。脳のほぼすべての機能は、体のほかの機能と同じように20代を過ぎたころから低下していきます。

その理由は、負荷がかかる強度で、脳を使わなくなるからです。特に中高年以降はその傾向が強くなります。脳に負荷をかけるというのは、計算や思考などで頭をよく働かせるということです。

私たちの体は、適度な負荷がかかる運動を続けることで、筋肉の強度を保つことができ、

●トポグラフィ画像（脳血流測定）

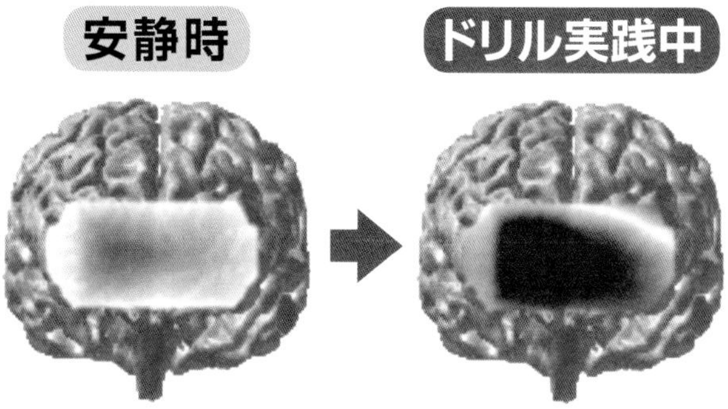

脳ドリルを実践する前の前頭前野の血流

赤い部分は脳の血流を表している。脳ドリルの試験中に血流が向上した

健康維持にも役立ちます。逆に、あまり運動をしない状態が長期間続くと、筋肉は衰えてしまいます。脳も筋肉と同じです。意識して使わないと脳は萎縮していき、老化も進行します。

脳の司令塔は前頭葉の前頭前野

脳は大きく、「大脳」「小脳」「脳幹」の３つに分かれています。このうち、脳全体の重さの約80%を占めるのが大脳です。

大脳は「前頭葉」「頭頂葉」「側頭葉」「後頭葉」の４つの領域に分かれています。中でも前頭葉の大部分を占める「前頭前野」と呼ばれる領域は、脳の司令塔の役割を担っています。

前頭葉は、人間にとって重要な働きをいくつも備えています。たとえば、新しい知識などを吸収し、それを実生活で活用する、アイデアを出したり、物事を論理的に考えたりするといった、知的な活動が挙げられます。

大脳の4つの領域の働き

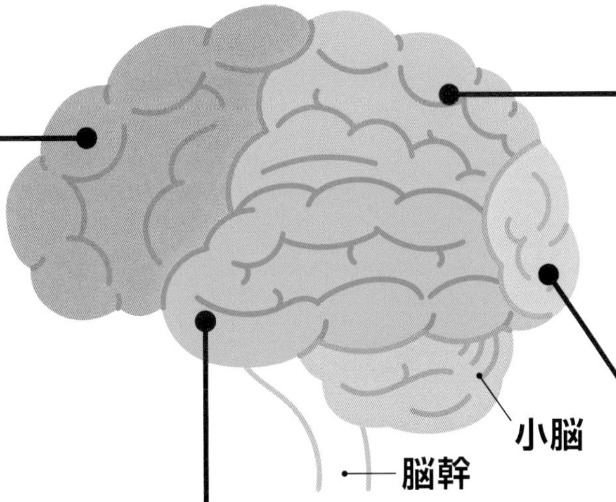

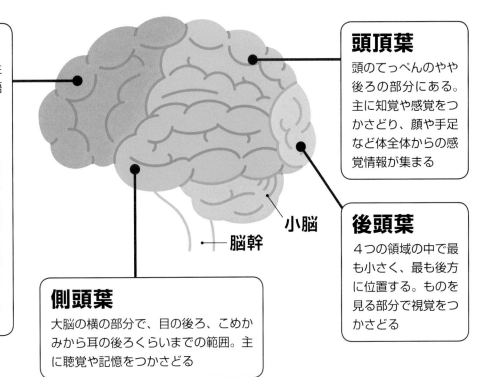

前頭葉
大脳の最も前側にある。主に思考・判断・運動・言語をつかさどる

前頭前野
前頭葉の大部分を占め、物事を記憶する、考える、行動や感情をコントロールする、人とコミュニケーションをとる、という人間らしく生きるために大切なことをつかさどる

頭頂葉
頭のてっぺんのやや後ろの部分にある。主に知覚や感覚をつかさどり、顔や手足など体全体からの感覚情報が集まる

側頭葉
大脳の横の部分で、目の後ろ、こめかみから耳の後ろくらいまでの範囲。主に聴覚や記憶をつかさどる

後頭葉
４つの領域の中で最も小さく、最も後方に位置する。ものを見る部分で視覚をつかさどる

言葉を介した円滑なコミュニケーションのほか、怒りや悲しみなど感情のコントロールも担当。やってはいけないことをせず、衝動的な行動も抑制します。

自分から進んで何かをしようとする気持ちを作りだし、１つのことに集中するのも、前頭前野の働きによるものです。

実は、脳のトレーニングを行うと前頭前野の体積が増えたり、いろいろな認知機能が向上したりすることが確かめられています。

少し専門的な話になりますが、前頭前野は「大脳皮質」の一領域です。大脳皮質は神経細胞が集まるたんぱく質の層のことで、12歳をピークにして、どんどん薄くなります。しかし、大人になっても脳のトレーニングを続けることによって、大脳皮質の厚みは元に戻っていくのです。

大脳皮質の神経細胞からは神経線維が伸びています。神経線維は、電気的な情報を伝える、いわば電線のような役割を果たしています。脳の働きを活発にするには、神経線維の存在が欠かせません。

加齢とともに大脳皮質は薄くなります。しかし、脳のトレーニングで脳に刺激を与えると、神経線維の枝分かれが増え、より複雑なネットワークを形成します。すると前頭前野の体積が増え、働きも劇的によくなるのです。

脳のトレーニングで前頭前野が活性化する

脳のトレーニングといっても、難しい問題に取り組む必要はありません。漢字や計算などの簡単な問題を解くだけで十分。そのさい、できるだけ速く解いていくことで前頭前野を活性化でき、記憶力や意欲などを高めることが期待できます。

本書は毎日新しいドリルに取り組め、飽きることもありません。脳の司令塔である前頭前野を活性化させるには、とてもオススメです。

本書の脳ドリルの実践で 脳の司令塔「前頭前野」の血流が増え 認知機能が高まるとわかりました

認知機能の衰えは 日常生活にも影響

「テレビに出ているあの人の名前、何だっけ？」「昨日のお昼は何食べたかな？」

年を重ねれば、誰でも経験する物忘れ。これは、脳の認知機能が衰えたことによって起こります。

認知機能が衰えると、記憶力だけでなく、注意力や思考力、集中力や判断力も弱まってきます。さらにひどくなると、日常生活や社会生活に支障をきたすことも起こりかねません。

その認知機能をつかさどっているのは、脳の前頭葉にある「前頭前野」という領域。記憶や計算、思考、判断、意欲、想像など、人間らしい生活をするための高度な働きを担当する、「脳の司令塔」です。

しかし、20代以降は脳の前頭前野の働きが低下するようになり、中高年を迎えるころには認知機能の衰えも目立ってきます。いつまでも健康な生活を送るには、体だけでなく、脳を鍛えて認知機能を高めることも大切です。

脳を鍛えるには、遅すぎるということはありません。中高年以降でも、脳のトレーニングによって前頭前野は活性化し、認知機能も向上します。

前頭前野が活性化しているかどうかは、「NIRS（ニルス）」（近赤外分光分析法）という方法で調べられます。

NIRSは、太陽光にも含まれる光を使って前頭前野の血流を測定できる機器です。前頭前野の血流が増加すれば、脳が活性化していることを意味します。逆に血流が変わらなかったり、落ちたりしていれば、脳が活性化していないと判断できます。

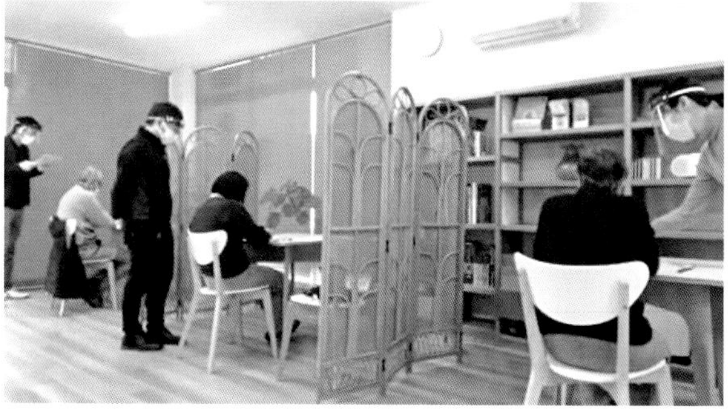

本書脳ドリルの試験のようす

脳ドリルを解くと 前頭前野が活性化する

では、脳の有効なトレーニング法だと考えられる脳ドリルを実践すれば、前頭前野が活性化するのでしょうか。NIRSを使って調べてみることにました。

試験は2020年12月、新型コロナウイルスの感染対策を行ったうえで実施しました。

試験の参加者は、60代～70代の男女40人。全員、脳出血や脳梗塞など、脳の病気の既往症はありません。脳の状態は健康そのものでした。

使用した脳ドリルは「漢字」「計算」「言葉」「論理」「知識」「記憶」「変わり系」の7系統で、計33種類です（右㌻上のグラフ「パズル系ドリル」は変わり系に含まれる）。

脳ドリルはどれも楽しく取り組むことがで

●パズル系ドリルの脳活動

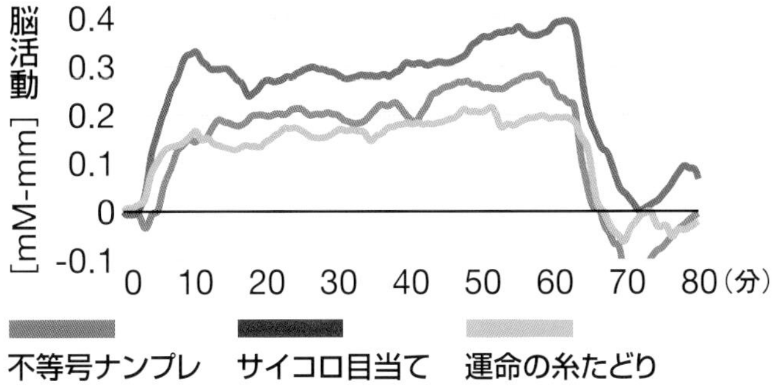

出典：純粋パズル系脳ドリルの脳活動
「脳血液量を活用した脳トレドリルの評価」より

●ドリル種類別の脳活動

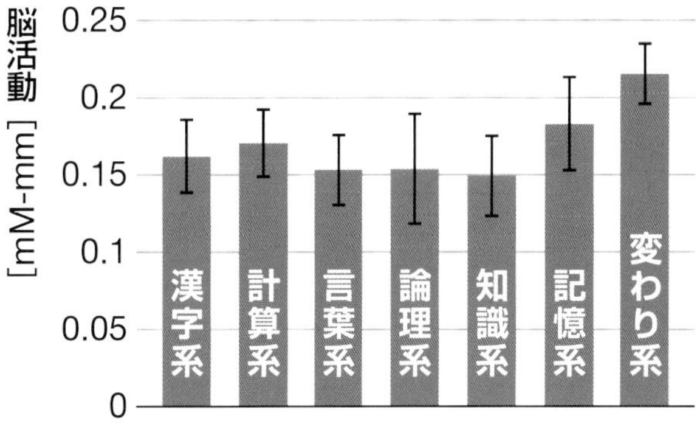

出典：系統別の有意差「脳血流量を活用した脳トレドリルの評価」より

き、皆さん、飽きた素振りも見せず、熱心に取り組んでいました。

たとえば、漢字の熟語でしりとりをしていく問題や、数字や記号をひらがなやカタカナで書いた計算式の答えを導き出す問題など、クイズ感覚で楽しみながらできるものばかりです。

実は、楽しく解くのも、前頭前野を活性化させる大事な要素です。同じ頭を使うにしても、つまらなかったり、わからなかったりすると、脳の血流が減少することも往々にしてあるのです。

試験では、全33種類の脳ドリルを全員で分担し、１人あたり15種類の問題を解いてもらいました。

その結果、33種類の脳ドリルのすべてが、安静時と比較して、前頭前野の血流を増加させたことがわかりました。そのうち27種類は、顕著に血流が増加。脳ドリルで前頭前野が活性化し、認知機能が向上することが証明されたのです。

米国で行われた研究でも、クロスワードのような知的なゲームを日常的に楽しんでいる人は、認知症の発症リスクが抑えられることが確認されています。

本書では、試験で検証したものと同種のドリルを１ヵ月（30日）分、30種類を収録しています。

脳ドリルの前には スピード音読を

脳ドリルの効果を高めるには、事前に脳のウォーミングアップをするのがコツです。

スポーツの前には、ストレッチなどの準備運動を十分に行います。筋肉がほぐれるなどして、運動効果が高まるからです。同様に脳のウォーミングアップを行ってから脳ドリルを実践すると、より高い認知機能の向上が見込めるはずです。

脳のウォーミングアップに最適なのは、簡単な文章を声に出して読む音読です。音読は、文字を見て、それを脳で判断・理解してから音に変換して口に出し、さらに自分の声が耳から入ってきます。

脳全体を使うので、脳のウォーミングアップに最適で、記憶力を鍛えるトレーニングにもなります。

音読のスピードは速ければ速いほど、頭の回転速度が上がります。そのため、難しい文章よりも、簡単な文章を速く読むようにします。

本誌には番外編として、夏目漱石の小説『こころ』の一部を抜粋した「なぞり書き音読シート」を掲載しています（70㌻参照）。名作の音読は、脳のウォーミングアップにとても有効です。

毎日脳活 30日30種脳ドリルの効果を高めるポイント

ポイント1 毎日続けることが大切

「継続は力なり」という言葉がありますが、脳ドリルは毎日実践することで、脳が活性化していきます。２～３日に１度など、たまにやる程度では効果は現れません。また、続けていても途中でやめると、せっかく元気になった脳がもとに戻ってしまいます。毎日の日課として、習慣化するのが、脳を元気にするコツだと心得てください。

ポイント2 1日2ページ、朝食後の午前中に

１日のうちで脳が最も働くのが午前中です。できるかぎり、午前中に取り組みましょう。一度に多くの脳ドリルをやる必要はなく、１日２ページでOK。短い時間で集中して全力を出しきることで、脳の機能は向上していくのです。また、空腹の状態では、脳はエネルギー不足。朝ご飯をしっかり食べてから行いましょう。

ポイント3 できるかぎり静かな環境で

静かな環境で取り組むことがポイントです。集中しやすく、脳の働きもよくなります。テレビを見ながらや、ラジオや音楽を聞きながらやっても、集中できずに脳を鍛えられないことがわかっています。周囲が騒がしくて気が散る場合は、耳栓を使うといいでしょう。

ポイント4 制限時間を設けるなど目標を決めて取り組もう

目標を決めると、やる気が出てきます。本書では、年代別に制限時間を設けていますが、それより少し短いタイムを目標にするのもいいでしょう。解く速度を落とさずに、正解率を高めていくのもおすすめです。１ヵ月間連続して実践するのも、立派な目標です。目標を達成したら、自分にご褒美をあげると、さらに意欲も出てきます。

ポイント5 家族や友人といっしょに実践しよう

家族や友人といっしょに取り組むのもおすすめです。競争するなどゲーム感覚で実践すると、さらに楽しくなるはずです。何よりも、「脳を鍛える」という同じ目的を持つ仲間と実践することは、とてもやりがいがあります。脳ドリルの後、お茶でも飲みながらコミュニケーションを取ることも、脳の若返りに役立つはずです。

記憶力・思考力を目覚めさせる!

脳トレマラソン ドリル30種一覧

記憶力・認知力アップ

問題を手がかりに一時的に覚える「短期記憶」と子どものころに習った漢字など「思い出す力」を鍛えます

1日目 漢字熟語しりとり
5日目 言葉ルーレット
14日目 体の部位漢字ドリル
17日目 漢字テーマパーク
22日目 意味から熟語探し
23日目 グループ探し
24日目 類義語探し
29日目 言葉かくれんぼ

言葉ルーレット

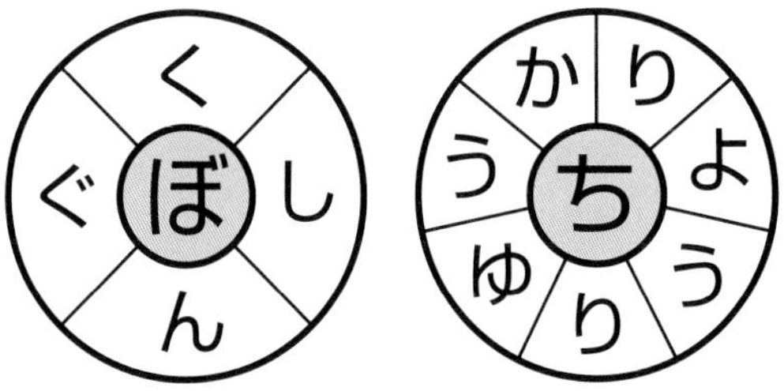

注意力・集中力アップ

指示どおりの文字を探したり、同じような絵から違うものを見分けたりするなど、注意力・集中力が磨かれます

2日目 じゃんけんバトル
4日目 マッチ棒計算パズル
9日目 かな知恵の輪
12日目 同じ絵選び
13日目 不等号ナンプレ
16日目 抜け落ちクロスワード
19日目 送り仮名結び
26日目 ナンバーブロック

かな知恵の輪

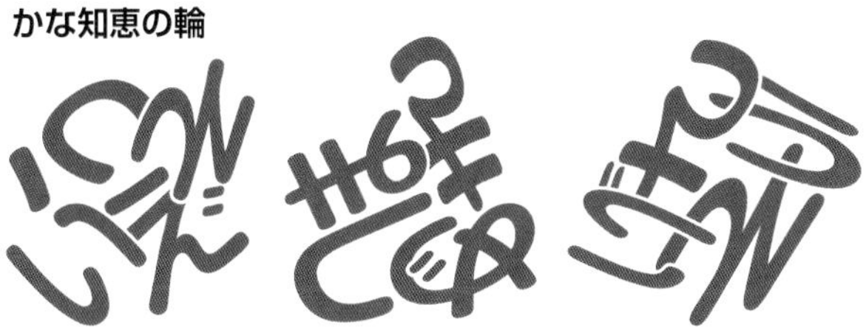

計算力アップ

日常生活で買い物をしたり、時間を確認したりするときなど、計算や暗算をする力が身につきます

7日目 数字割り当て計算式
10日目 カタカナ計算
18日目 虫食い等式計算
21日目 魔方陣穴うめ34
28日目 当てはめ計算式
30日目 ゼロイチ計算

魔方陣穴うめ34

1 1～7が入る

	13	12	
10	8		15
	11	14	
16			9

2 10～16が入る

2			3
	5	8	
7	9		6
	4	1	

思考力・想起力アップ

論理的に考える問題や推理しながら答えを導く問題で、考える力を磨き、頭の回転力アップが期待できます

3日目 重い順並べ
6日目 漢字推理ドリル
8日目 逆引き仮名フレーズ
11日目 かけっこ順位当て
15日目 読み方セレクト
20日目 ひらがな組み立て言葉
25日目 漢字結び四字熟語
27日目 レコード漢字並べ

重い順並べ

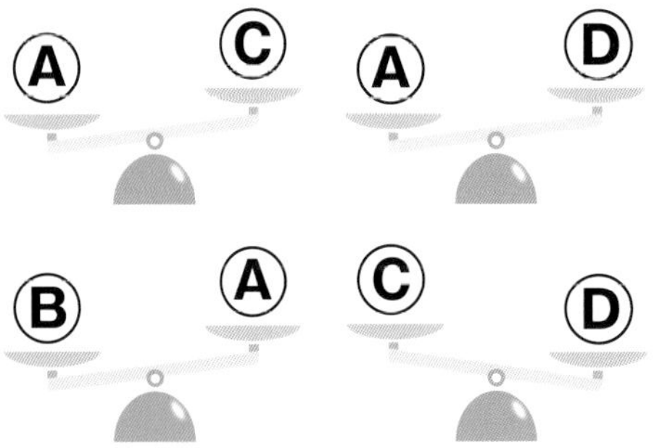

1日目 漢字熟語しりとり

難易度……4 ★★★★★

実践日　　月　　日

7つの漢字を使い、二字熟語をしりとりで作ります。できた二字熟語の右側の漢字が、次の二字熟語の左側の漢字になります。答えの最初と最後の漢字は１度しか使いません。うまくつながるようにマスを埋めてください。

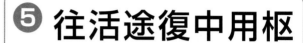

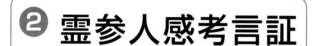

❶ 一丼雨逐天時駆

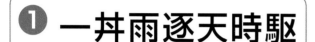

駆		▶			▶			▶
		▶			▶			

❷ 霊参人感考言証

人		▶			▶			▶
		▶			▶			

❸ 接手大全着安面

大		▶			▶			▶
		▶			▶			

❹ 解独単処善除理

単		▶			▶			▶
		▶			▶			

❺ 往活途復中用枢

		▶			▶	活		▶
		▶			▶			

❻ 影面画空雨絵撮

		▶			▶	撮		▶
		▶			▶			

❼ 首賃家党与尾貸

		▶			▶	貸		▶
		▶			▶			

❽ 違動嫌役悪機反

		▶			▶	動		▶
		▶			▶			

解答
❶駆逐→逐一→一時→時雨→雨天→天丼
❷人参→参考→考証→証言→言霊→霊感
❸大安→安全→全面→面接→接着→着手
❹単独→独善→善処→処理→理解→解除
❺往復→復活→活用→用途→途中→中枢
❻雨空→空撮→撮影→影絵→絵画→画面
❼家賃→賃貸→貸与→与党→党首→首尾
❽違反→反動→動機→機嫌→嫌悪→悪役

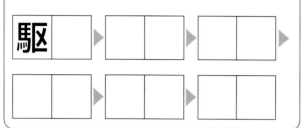

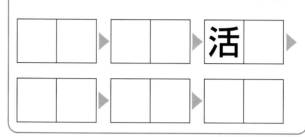

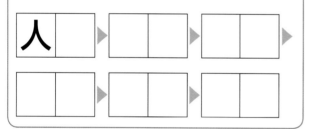

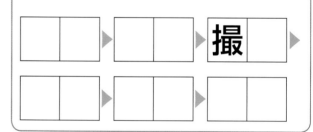

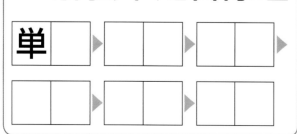

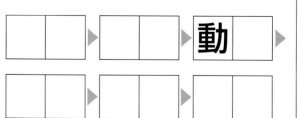

脳活ポイント

脳の言語中枢を鍛える！

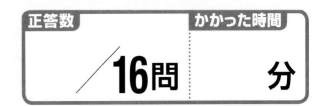

７つの漢字を使って二字熟語を６つ作り、前後が同じ漢字になる熟語をしりとりのように並べる脳トレです。脳の言語中枢である側頭葉を活性化させ、認知力アップ効果が期待できます。

正答数	かかった時間
／16問	分

目標時間　50代まで 25分　60代 35分　70代以上 45分

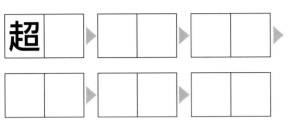

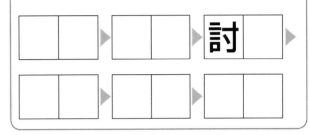

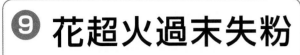

⑨ 花超火過末失粉

超□ ▶ □□ ▶ □□ ▶
□□ ▶ □□ ▶ □□

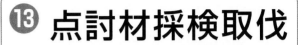

⑬ 点討材採検取伐

□□ ▶ □□ ▶ 討□ ▶
□□ ▶ □□ ▶ □□

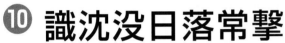

⑩ 識沈没日落常撃

撃□ ▶ □□ ▶ □□ ▶
□□ ▶ □□ ▶ □□

⑭ 行通素使直続勤

□□ ▶ □□ ▶ 通□ ▶
□□ ▶ □□ ▶ □□

⑪ 築結劇復団活構

復□ ▶ □□ ▶ □□ ▶
□□ ▶ □□ ▶ □□

⑮ 石水種宝海菜子

□□ ▶ □□ ▶ 菜□ ▶
□□ ▶ □□ ▶ □□

⑫ 敬客長顧尊愛船

尊□ ▶ □□ ▶ □□ ▶
□□ ▶ □□ ▶ □□

⑯ 改理正問性義質

□□ ▶ □□ ▶ 義□ ▶
□□ ▶ □□ ▶ □□

解答

⑨超過→過失→失火→火花→花粉→粉末
⑫尊敬→敬愛→愛顧→顧客→客船→船長
⑮海水→水菜→菜種→種子→子宝→宝石
⑩撃沈→沈没→没落→落日→日常→常識
⑬点検→検討→討伐→伐採→採取→取材
⑯改正→正義→義理→理性→性質→質問
⑪復活→活劇→劇団→団結→結構→構築
⑭素直→直通→通勤→勤続→続行→行使

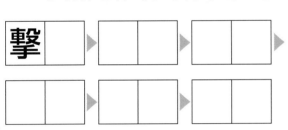

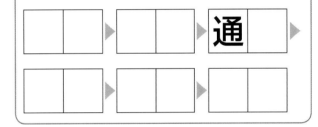

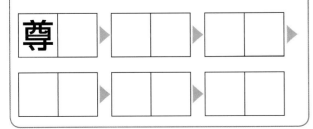

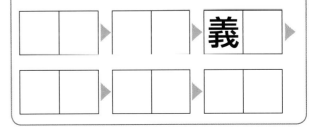

2日目

じゃんけんバトル

難易度……3 ★★★★★

実践日　　月　　日

各問にはじゃんけんのグー・チョキ・パーがイラストや文字で提示してあります。各問の指示に従い、勝つ・負ける・あいこになる手を解答欄のグー・チョキ・パーから選んで○で囲んでください。

●じゃんけんとイラストの対応表●

グーは 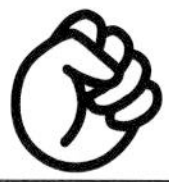 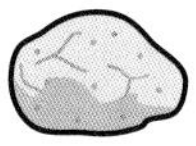　チョキは 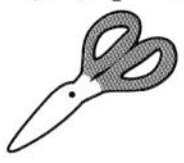 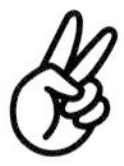　パーは 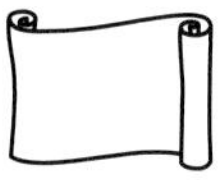 

❶ 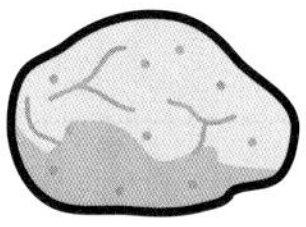 勝つ (グー・チョキ・パー)

❷ グー 勝つ (グー・チョキ・パー)

❸ 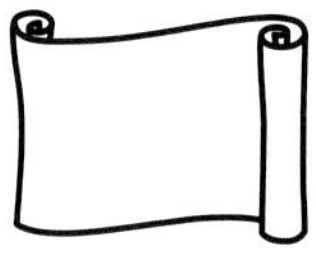 負ける (グー・チョキ・パー)

❹ チョキ 勝つ (グー・チョキ・パー)

❺  負ける (グー・チョキ・パー)

❻ パー 勝つ (グー・チョキ・パー)

❼  あいこ (グー・チョキ・パー)

❽ グー 勝つ (グー・チョキ・パー)

❾ 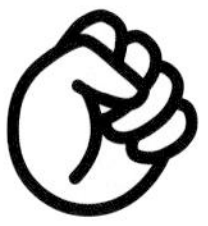 負ける (グー・チョキ・パー)

❿ チョキ 勝つ (グー・チョキ・パー)

⓫ チョキ 勝つ (グー・チョキ・パー)

⓬ パー 負ける (グー・チョキ・パー)

⓭ 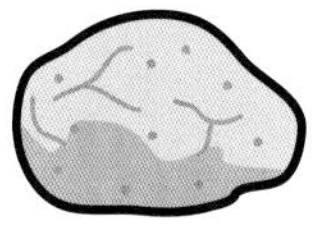 負ける (グー・チョキ・パー)

⓮ 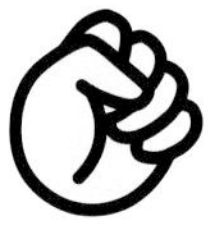 あいこ (グー・チョキ・パー)

⓯ チョキ 負ける (グー・チョキ・パー)

⓰ 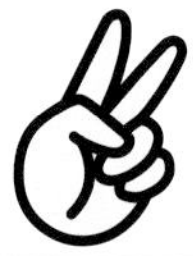 負ける (グー・チョキ・パー)

⓱  あいこ (グー・チョキ・パー)

⓲ グー 負ける (グー・チョキ・パー)

⓳ パー 負ける (グー・チョキ・パー)

⓴ 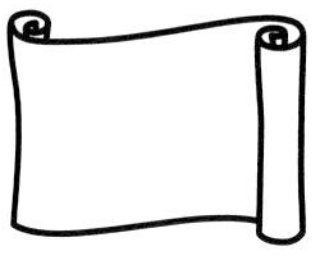 勝つ (グー・チョキ・パー)

解答 ❶パー ❷パー ❸グー ❹グー ❺パー ❻チョキ ❼パー ❽パー ❾チョキ ❿グー
⓫グー ⓬グー ⓭チョキ ⓮グー ⓯パー ⓰パー ⓱チョキ ⓲チョキ ⓳グー ⓴チョキ

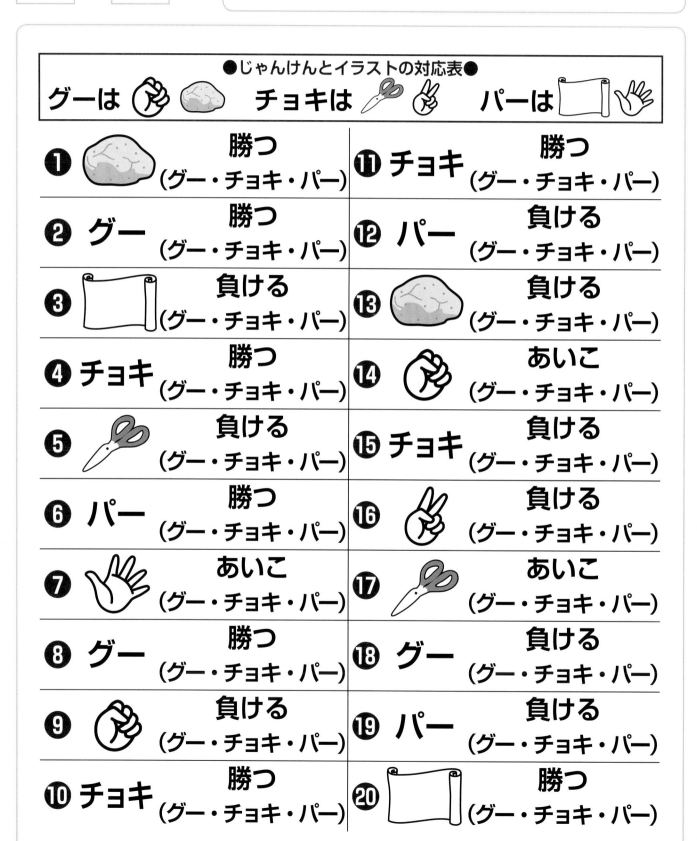

脳活ポイント

注意力を大いに鍛える！

グー・チョキ・パーの絵や文字を見て、指示通りにじゃんけんに勝ったり負けたりする脳トレです。判断力・注意力が磨かれます。

正答数	かかった時間
／40問	分

目標時間 50代まで 10分　60代 20分　70代以上 30分

●じゃんけんとイラストの対応表●

グーは 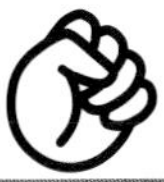 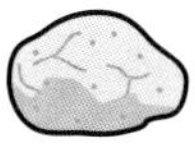　チョキは 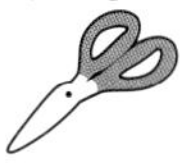 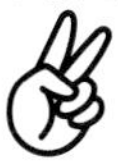　パーは 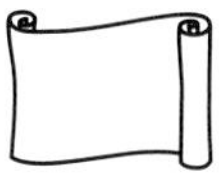 

㉑		負ける（グー・チョキ・パー）
㉒		負ける（グー・チョキ・パー）
㉓	チョキ	負ける（グー・チョキ・パー）
㉔	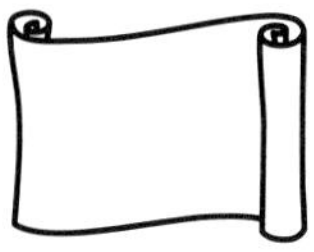	あいこ（グー・チョキ・パー）
㉕	パー	負ける（グー・チョキ・パー）
㉖	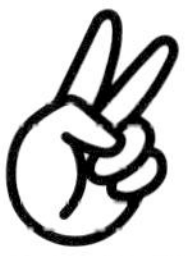	あいこ（グー・チョキ・パー）
㉗	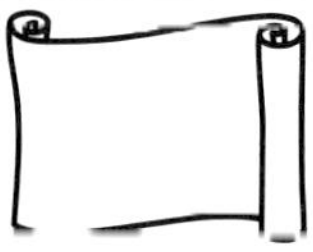	負ける（グー・チョキ・パー）
㉘	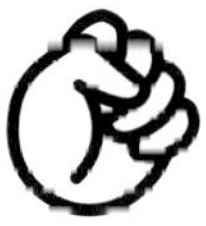	勝つ（グー・チョキ・パー）
㉙	グー	勝つ（グー・チョキ・パー）
㉚		負ける（グー・チョキ・パー）
㉛		勝つ（グー・チョキ・パー）
㉜	パー	負ける（グー・チョキ・パー）
㉝	チョキ	勝つ（グー・チョキ・パー）
㉞	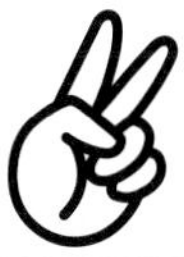	あいこ（グー・チョキ・パー）
㉟	グー	負ける（グー・チョキ・パー）
㊱	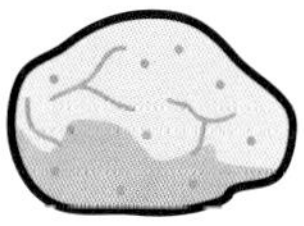	あいこ（グー・チョキ・パー）
㊲	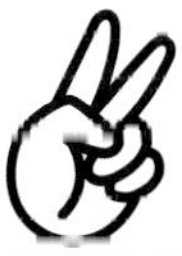	勝つ（グー・チョキ・パー）
㊳		負ける（グー・チョキ・パー）
㊴	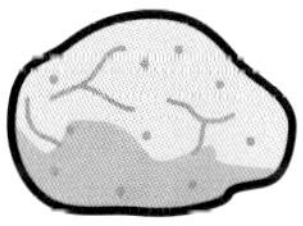	勝つ（グー・チョキ・パー）
㊵	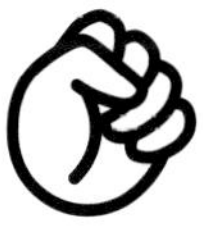	負ける（グー・チョキ・パー）

㉑パー　㉒グー　㉓パー　㉔パー　㉕グー　㉖チョキ　㉗グー　㉘パー　㉙パー　㉚パー
㉛チョキ　㉜グー　㉝グー　㉞チョキ　㉟チョキ　㊱グー　㊲グー　㊳パー　㊴パー　㊵チョキ

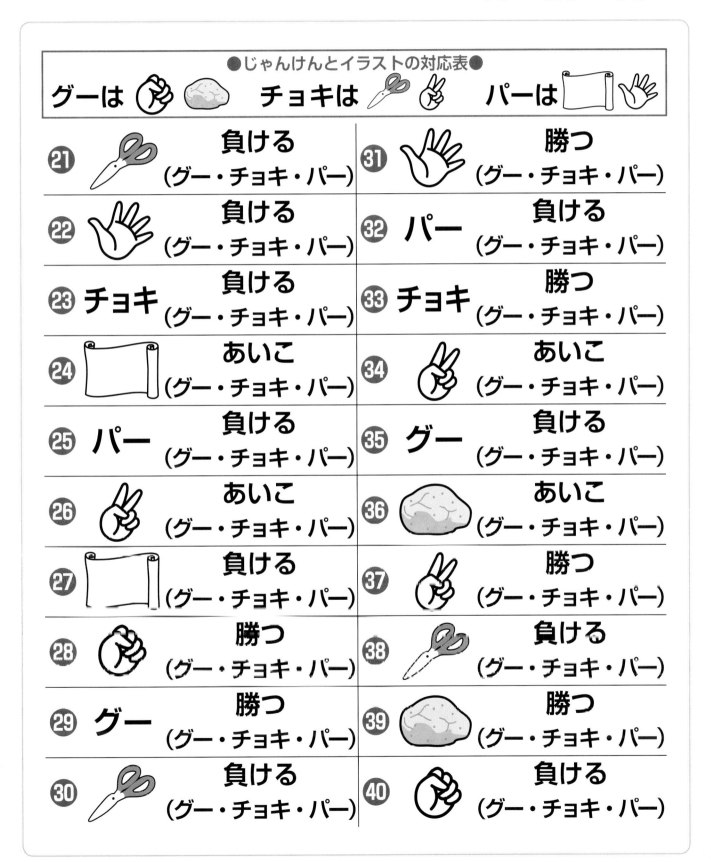

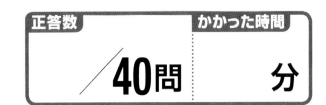

3日目 重い順並べ

難易度……3 ★★★★★

実践日

月　日

問題で提示されているＡ～Ｄ、もしくはＡ～Ｆの重りの重さはすべて違います。てんびんに置いたときの傾き（重いほうが下になる）を見て、それぞれの重りを重い順に並べてください。

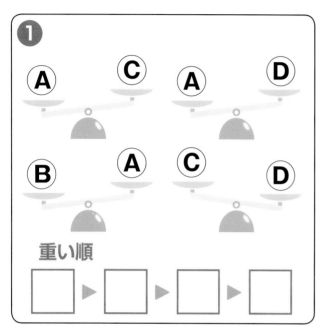

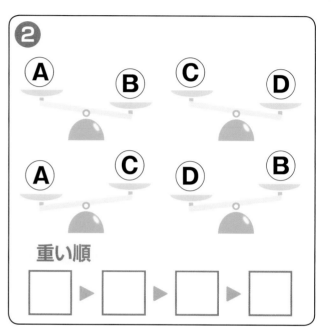

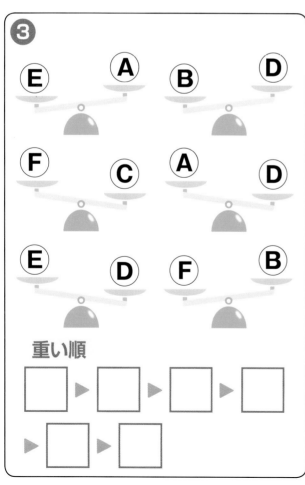

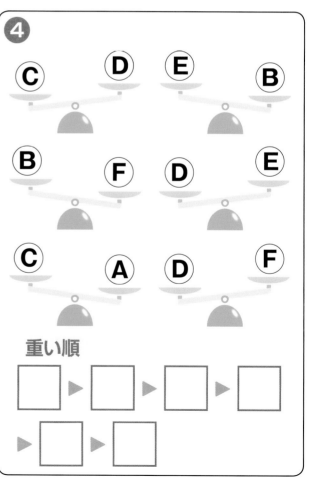

❶

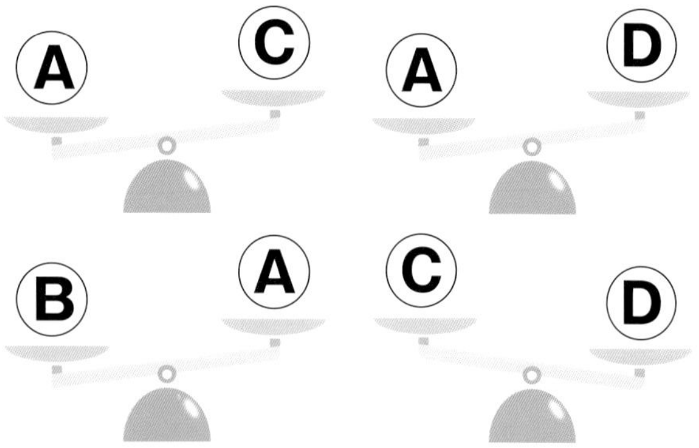

重い順

□ ▶ □ ▶ □ ▶ □

❷

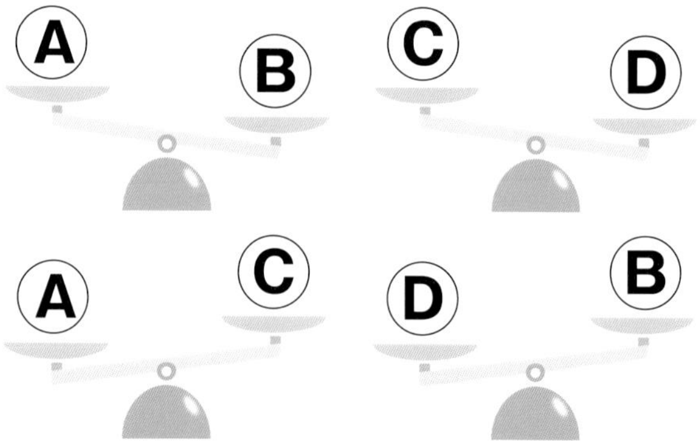

重い順

□ ▶ □ ▶ □ ▶ □

❸

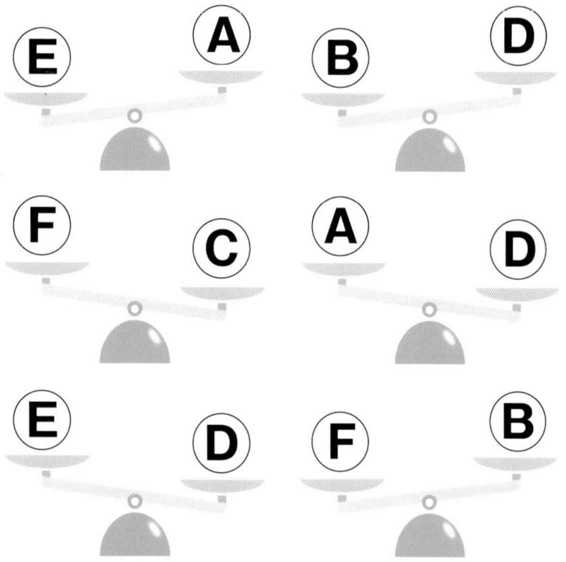

重い順

□ ▶ □ ▶ □ ▶ □ ▶ □ ▶ □

❹

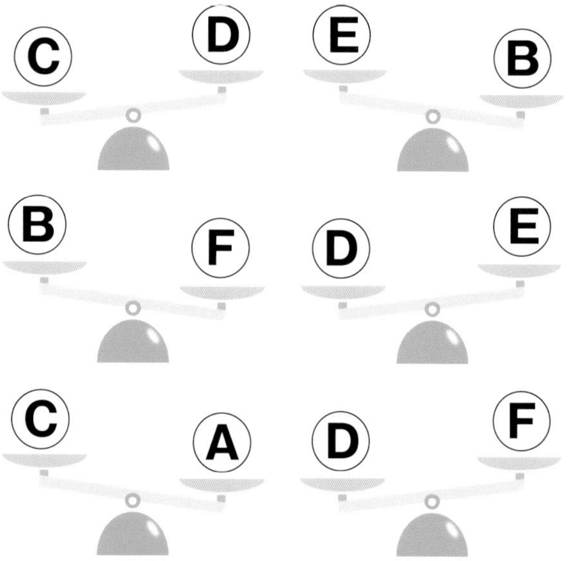

重い順

□ ▶ □ ▶ □ ▶ □ ▶ □ ▶ □

解答 ❶B→A→D→C ❷D→B→A→C ❸C→F→B→D→E→A ❹A→C→D→F→B→E

脳活ポイント

推理力と思考力を育む！

てんびんに置いたときの傾きを見て、A～D、もしくはA～Fの重りを重い順に並べ替える脳トレです。重さを答えるものではありません。推理力や論理力、思考力が磨かれます。

正答数	かかった時間
／8問	分

目標時間　50代まで 15分　60代 20分　70代以上 30分

5

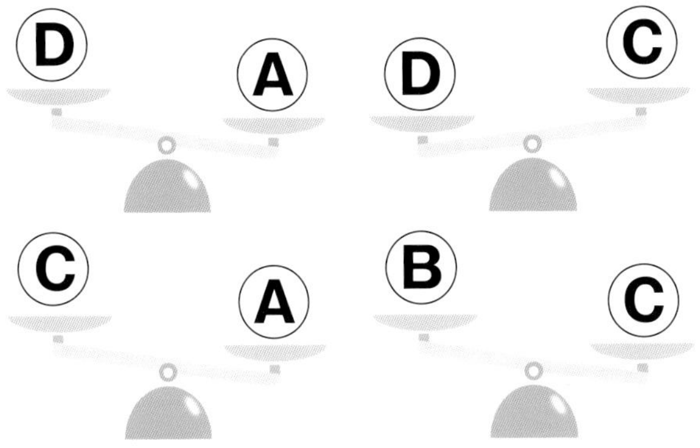

重い順

□ ▶ □ ▶ □ ▶ □

6

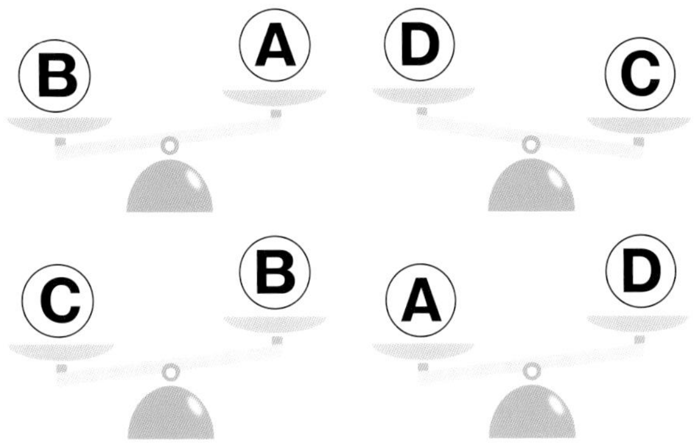

重い順

□ ▶ □ ▶ □ ▶ □

7

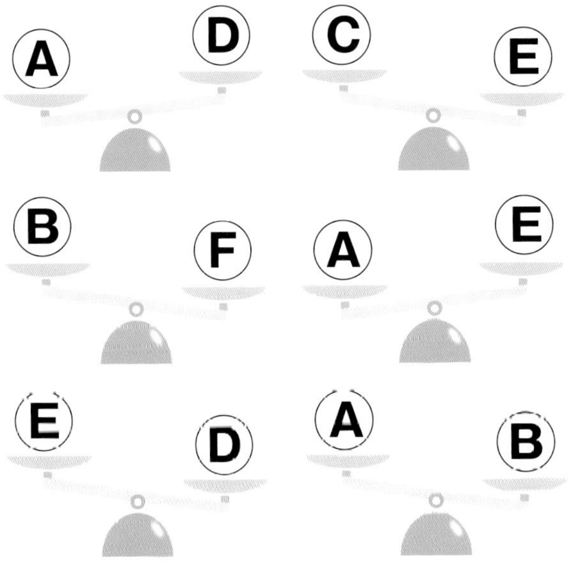

重い順

□ ▶ □ ▶ □ ▶ □ ▶ □ ▶ □

8

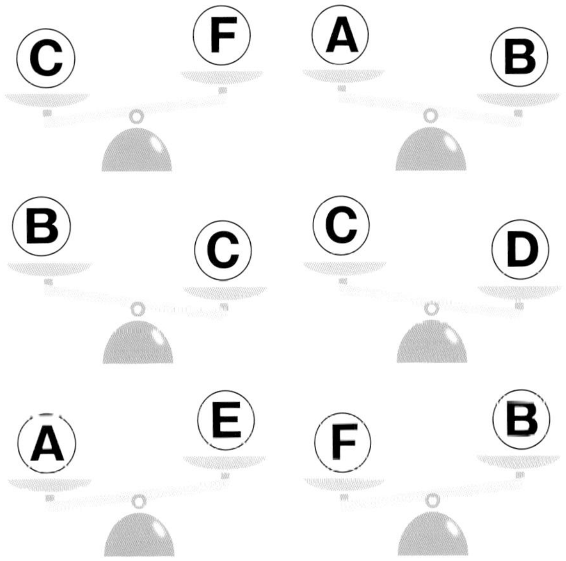

重い順

□ ▶ □ ▶ □ ▶ □ ▶ □ ▶ □

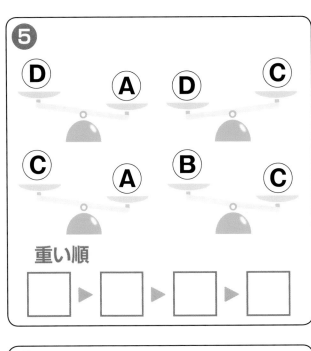

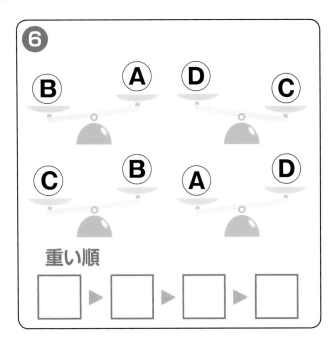

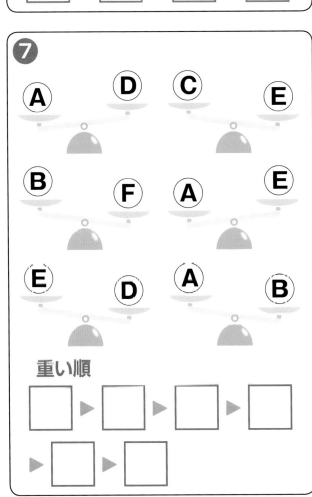

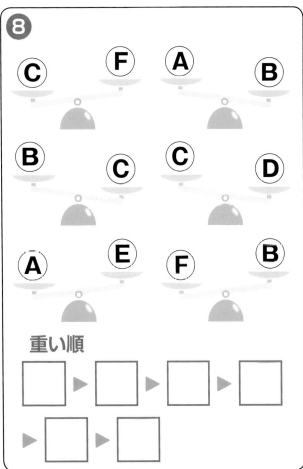

解答　⑤A→D→C→B　⑥C→B→A→D　⑦F→B→A→D→E→C　⑧D→C→F→B→A→E

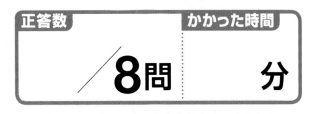

4日目 マッチ棒計算パズル

難易度……3 ★★★★★

実践日　　月　　日

マッチ棒を１本だけ動かして計算式として成り立つようにしてください。ただし、使えるのは足し算と引き算のみで、＝の部分のマッチ棒は動かしてはいけません。＝以外なら、数字も＋・－の部分も自由に動かせます。

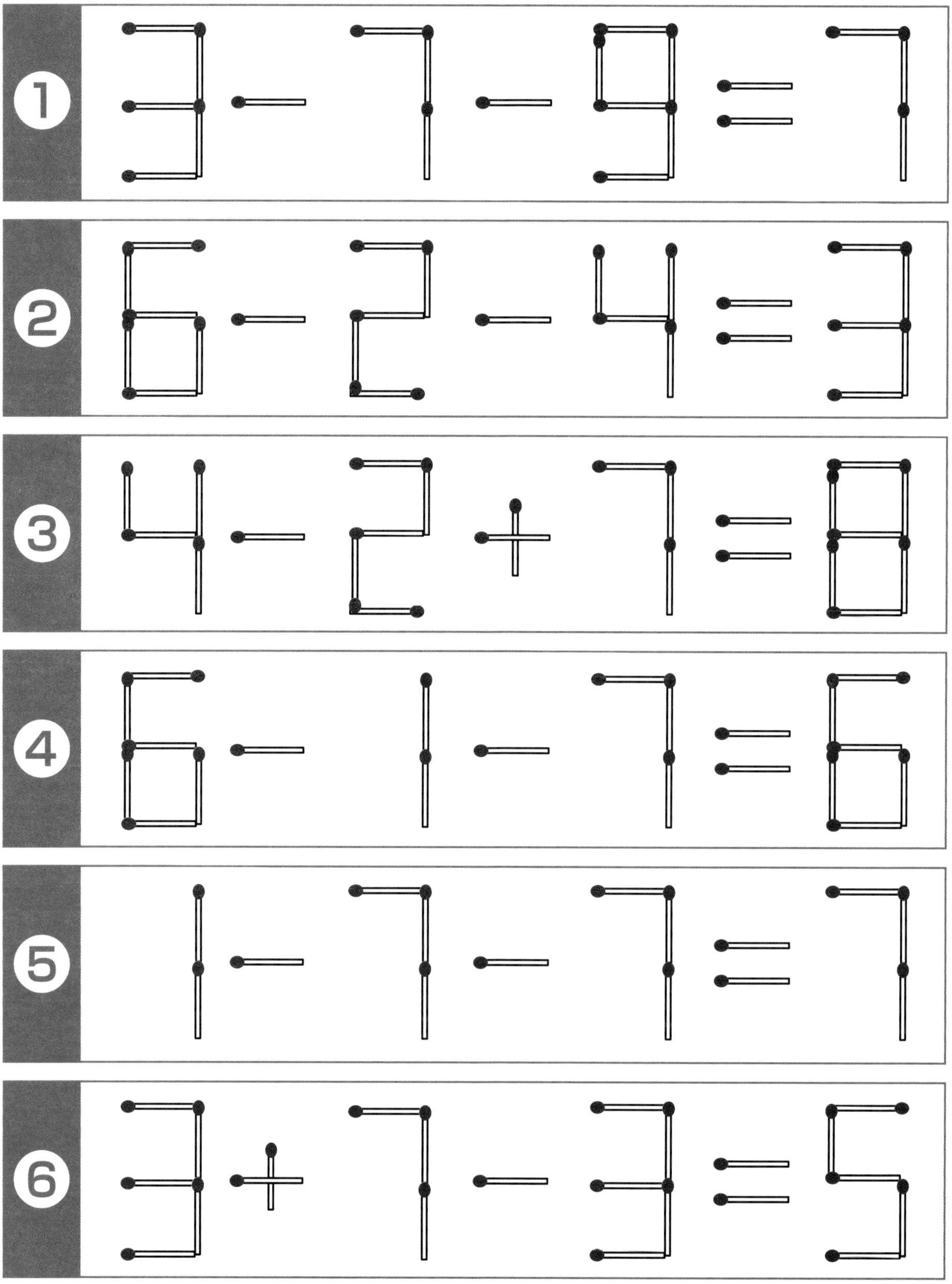

解答は72ページをご覧ください。

脳活ポイント

ひらめき力がアップ!

マッチ棒を並べて作った正しくない計算式から、マッチ棒1本だけを動かすことで正しい計算式に成立させる脳トレです。動かすべきマッチ棒を探すさいに、集中力やひらめき力が養われます。

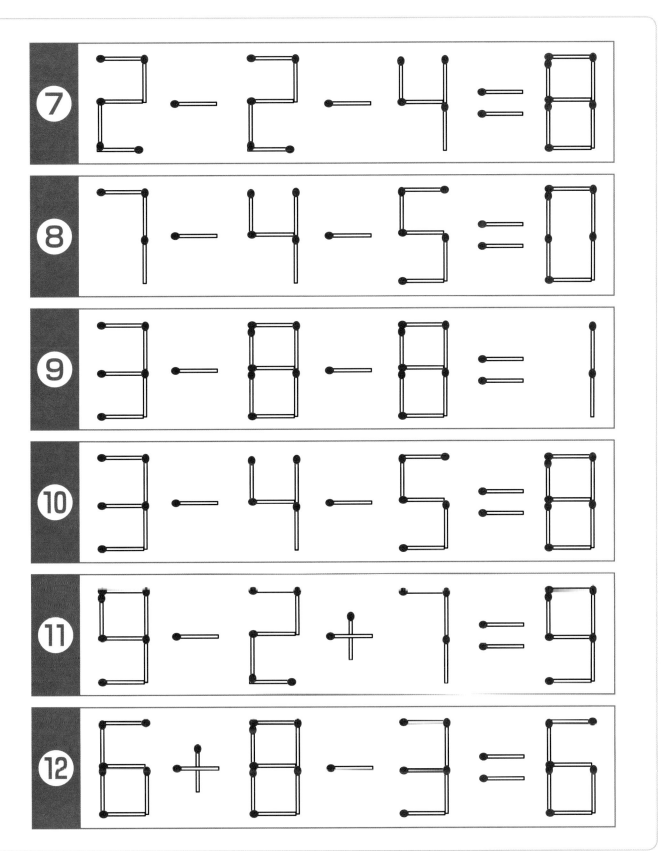

正答数	かかった時間
／12問	分

目標時間　50代まで 30分　60代 40分　70代以上 50分

⑦
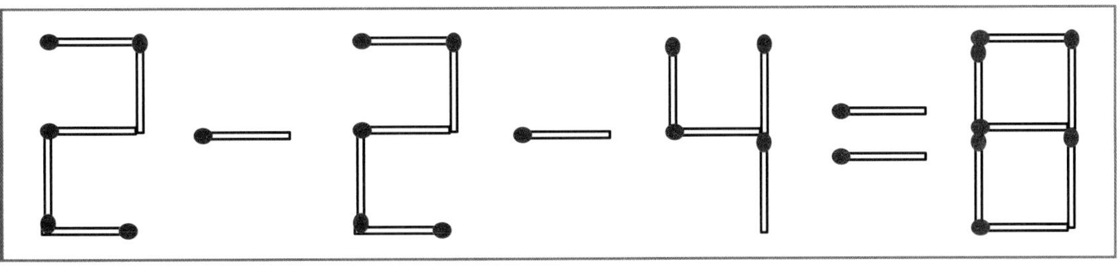

⑧
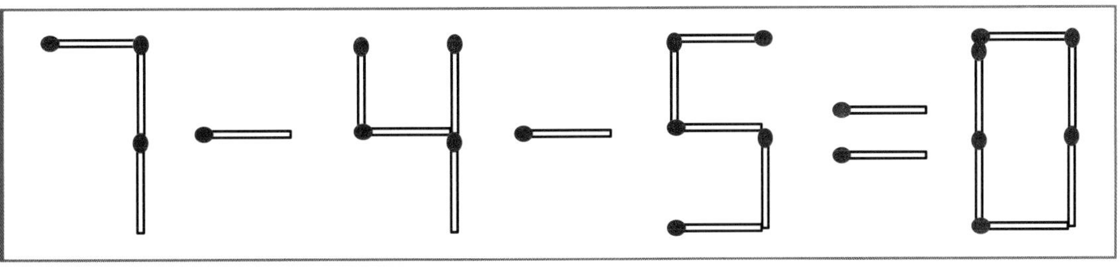

⑨
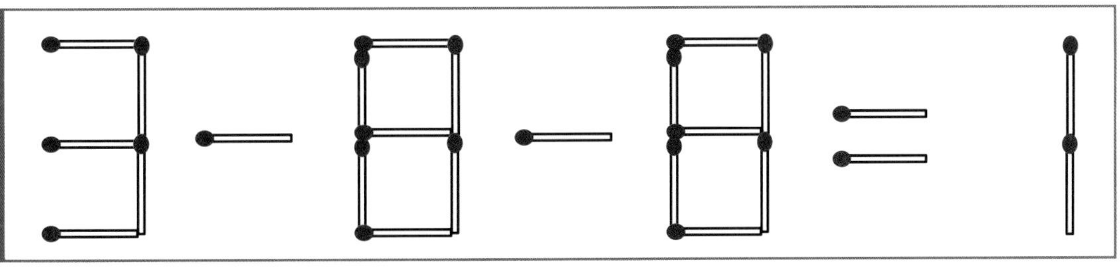

⑩
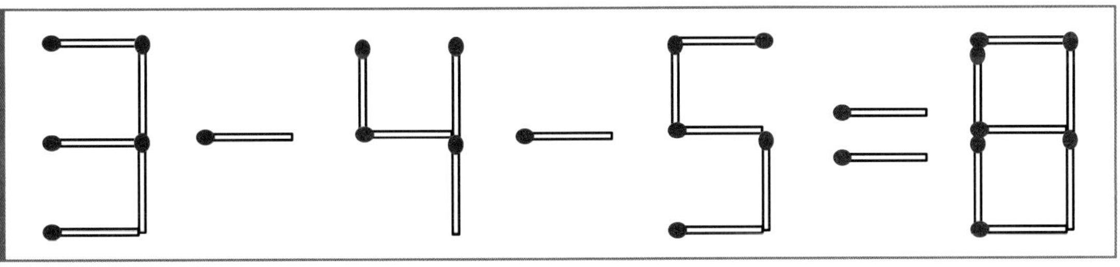

⑪
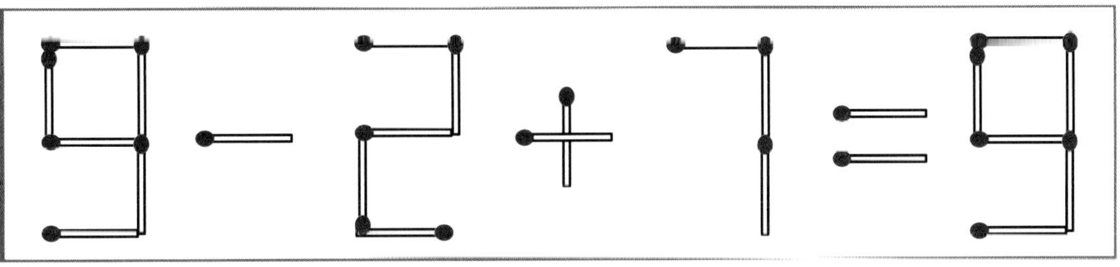

⑫
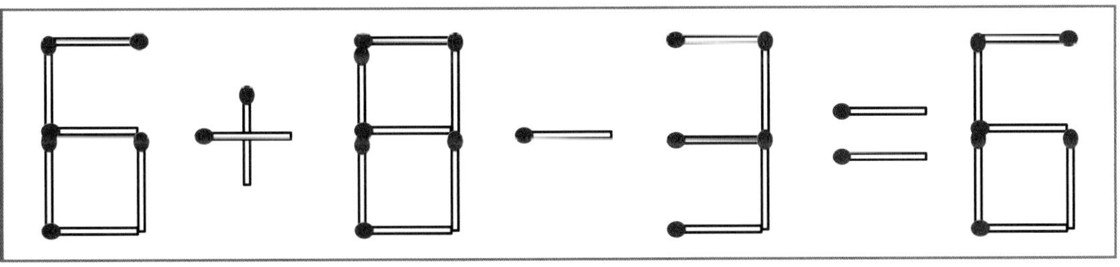

解答は72ページをご覧ください。

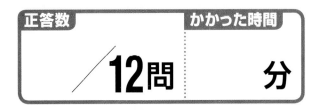

5日目 言葉ルーレット

難易度……2 ★★★★★

実践日

月　日

それぞれの問題のルーレット中央にある文字を１文字めとして、２文字めをどこかのマスから時計回りに読むと言葉が出てきます。どんな言葉が出てくるかを答えてください。解答が小文字でも大文字で表記されています。

❶

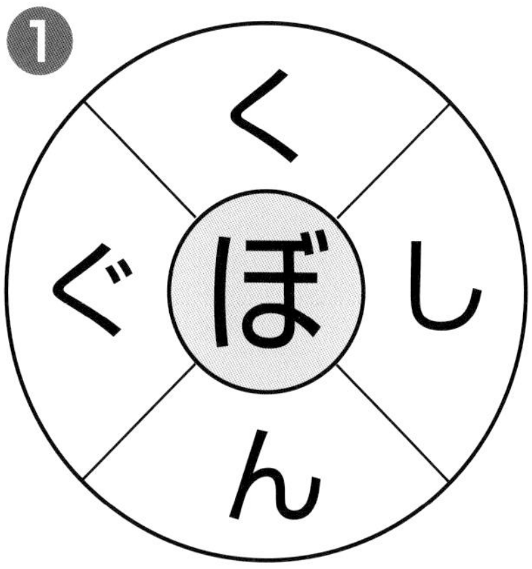

❹

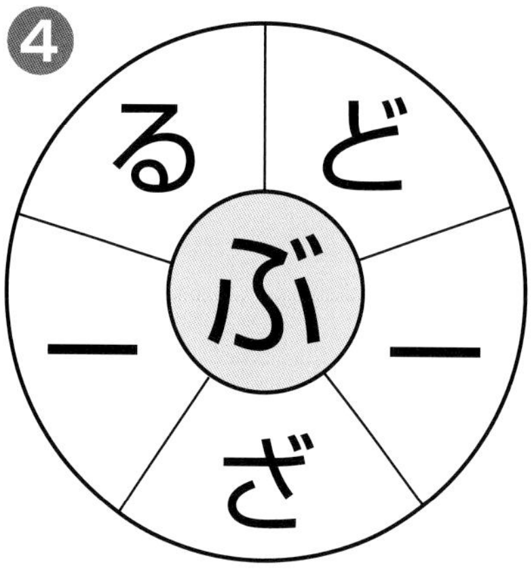

❼

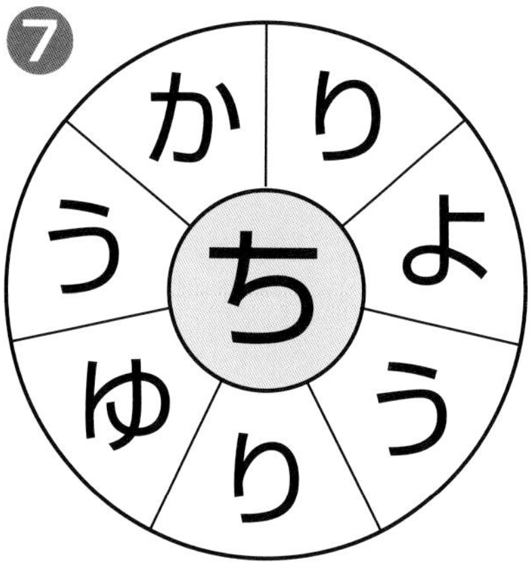

❷

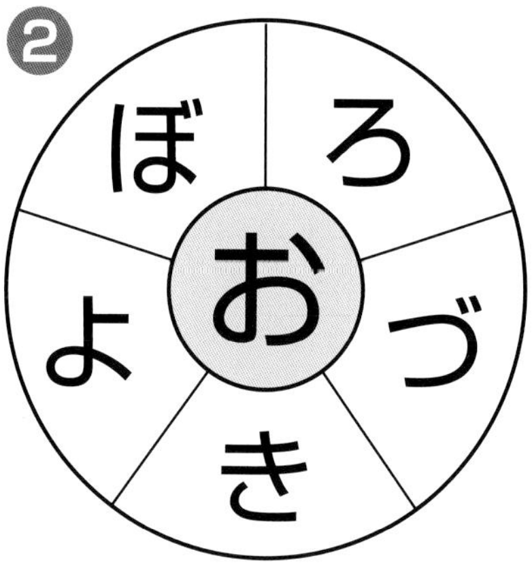

❺

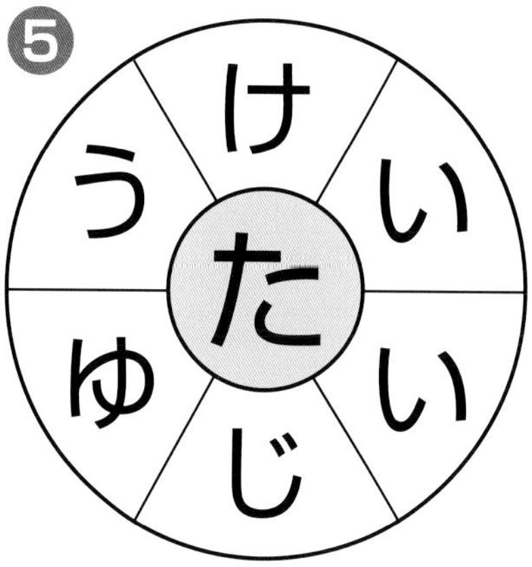

❽

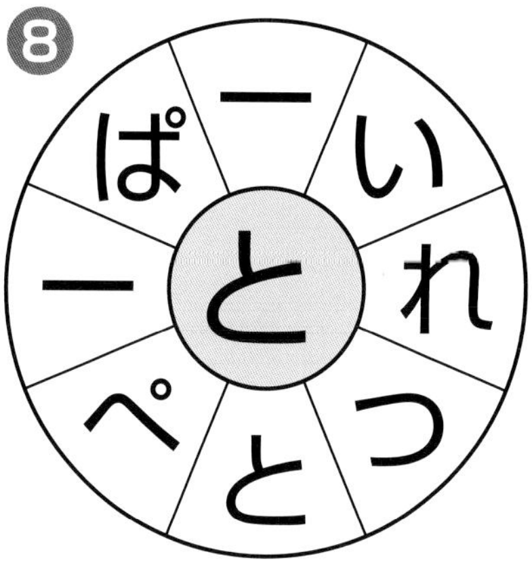

❸

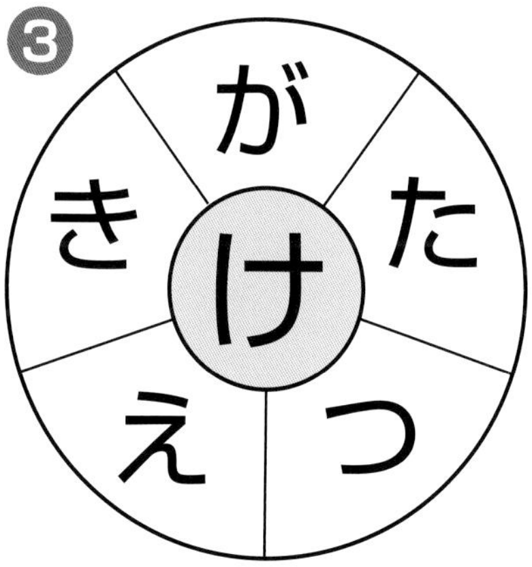

❻

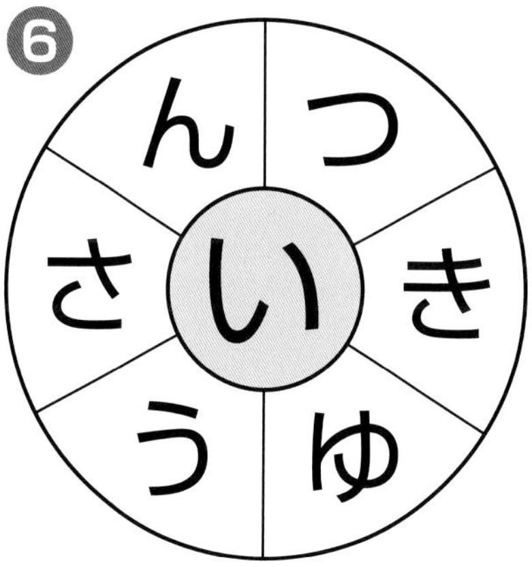

❾

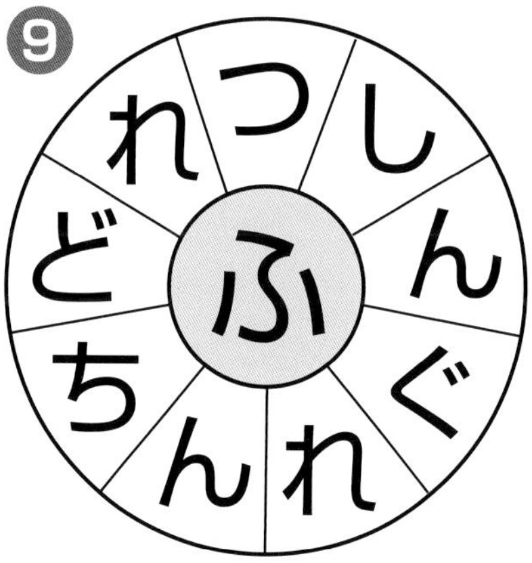

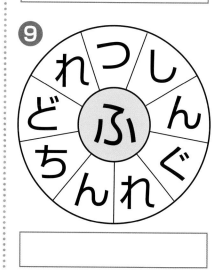

解答 ❶ぼくしんぐ ❷おぼろづきよ ❸けつえきがた ❹ぶるどーざー ❺たいじゅうけい ❻いつきゆうさん ❼ちゆうかりようり ❽といれつとぺーぱー ❾ふれんちどれつしんぐ

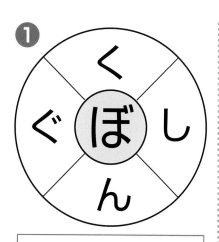

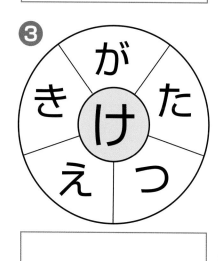

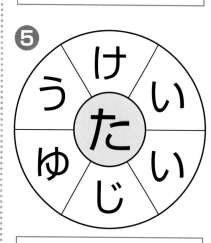

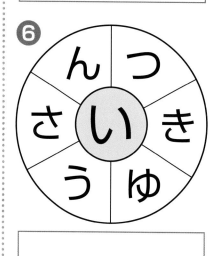

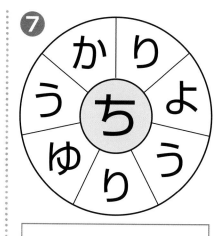

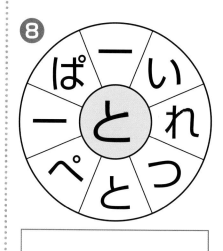

脳活ポイント

言語理解力を強める!

ルーレットのような円盤上に文字が１字ずつ円形に並んでおり、その文字が表す言葉を考える脳トレです。言葉の理解力や識別力・認知力を磨く効果が期待できます。

正答数	かかった時間
／18問	分

目標時間　50代まで 15分　60代 20分　70代以上 25分

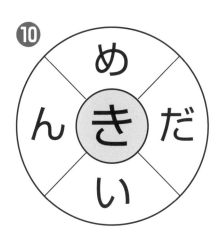

⑩ き（中央）　め・だ・い・ん

⑪ さ（中央）　す・ん・ぐ・ら

⑫ む（中央）　さ・き・し・き・ぶ・ら

⑬ き（中央）　い・ん・ぎ・よ・す・く

⑭ せ（中央）　び・ん・こ・う・は・な

⑮ ば（中央）　い・ん・で・ー・れ・ん・た

⑯ し（中央）　こ・う・ん・こ・ん・り・よ

⑰ だ（中央）　ん・ぐ・き・つ・ち・ん・い・に

⑱ ふ（中央）　つ・と・る・ー・っ・ば・す・け

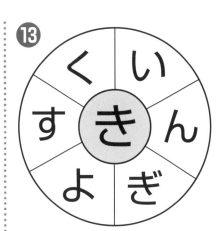

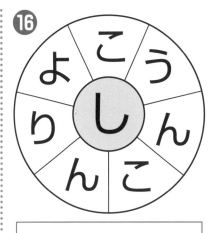

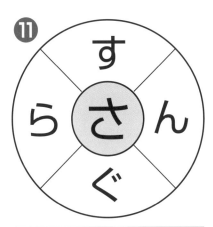

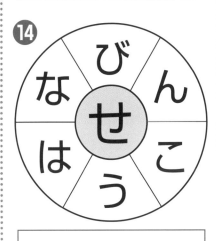

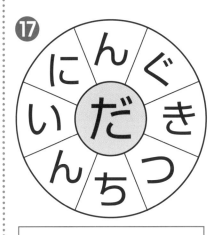

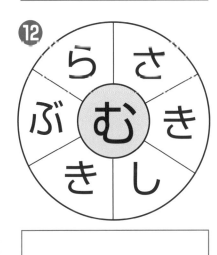

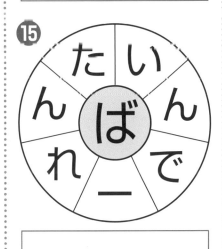

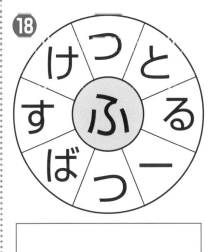

6日目 漢字推理ドリル

難易度……5 ★★★★★

実践日　□月□日

各問、A～Hの各マスに漢字１字を入れ、それぞれ三字熟語か四字熟語にしてください。問１～４の各問ごと、各マスにある番号が同じマスには、同じ漢字が入ります。熟語が１つできるごとに、正解とします。

問　1

Ⓐ □① □② 労
ヒント あれこれ気をつかうこと

Ⓑ 愛 □③ □④ □②
ヒント 愛しい人と離れるつらさ

Ⓒ □④ □⑤ 集 □⑥
ヒント いっしょになったり離れたりすること

Ⓓ 遊 □⑦ □⑧
ヒント 気のむくままに歩くところ

Ⓔ □⑨ □⑩ 室
ヒント 学校でケガをしたときなどに行くところ

Ⓕ 意 □① □⑪ □⑤

Ⓖ 言 □⑫ □⑧ □⑬

Ⓗ □⑩ □⑭ □⑮ □⑬

問　2

Ⓐ □① 天 □② □③
ヒント よく晴れた天気。潔白

Ⓑ □① □④ 才
ヒント 未熟な若者

Ⓒ □④ □⑤ □⑥ 文
ヒント わずかな売価

Ⓓ □⑦ □⑧ □⑨ 行
ヒント ある方向にしか進めない

Ⓔ 亭 □⑩ □⑪ □②
ヒント 家庭で夫がいばること

Ⓕ □⑪ 東 □⑫ □⑧

Ⓖ □③ □⑬ □⑫ 図

Ⓗ □⑥ □③ □⑭ □⑩

解答 問1 Ⓐ気苦労 Ⓑ愛別離苦 Ⓒ離合集散 Ⓓ遊歩道 Ⓔ保健室 Ⓕ意気投合 Ⓖ言語道断 Ⓗ健康診断
問2 Ⓐ青天白日 Ⓑ青二才 Ⓒ二束三文 Ⓓ一方通行 Ⓔ亭主関白 Ⓕ関東地方 Ⓖ日本地図 Ⓗ三日坊主

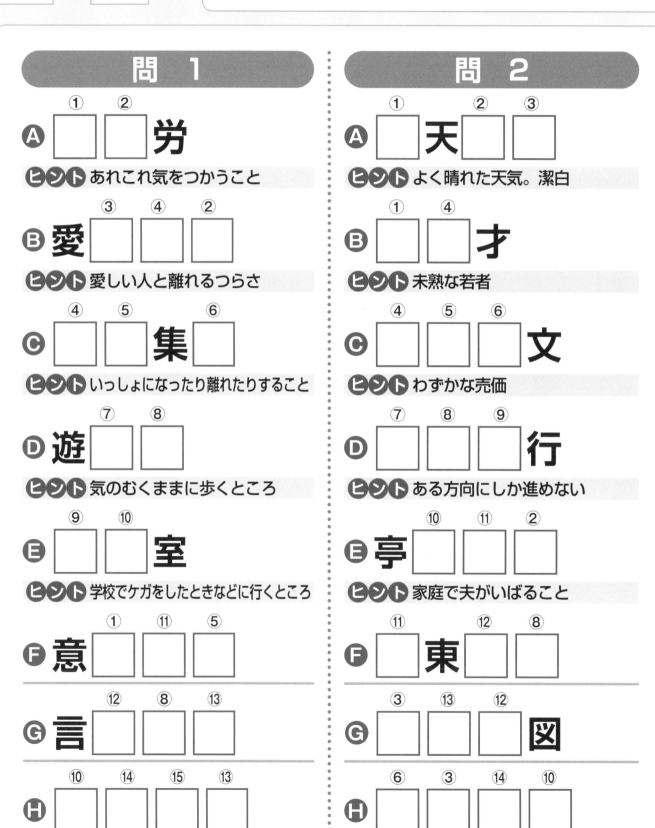

脳活ポイント

パズル式の漢字脳トレ!

各問に提示された８つの三字熟語や四字熟語の中で、空欄に入る漢字をパズルのように推理して答える脳トレです。推理力や想起力を鍛える効果が見込めます。

正答数	かかった時間
／32問	分

目標時間　50代まで 25分　60代 35分　70代以上 45分

問 3

Ⓐ ①□②□③□欠
ヒント 非の打ちどころがない

Ⓑ ④□通⑤□②□
ヒント 事故がないように注意しよう

Ⓒ ③□限⑥□
ヒント 果てしなく大きい

Ⓓ ⑦□⑧□県
ヒント もみじまんじゅう、赤ヘル

Ⓔ ⑥□⑨□撫⑩□
ヒント 日本人の清楚な美しさ

Ⓕ ⑥□⑤□吉⑪□

Ⓖ 小⑫□⑪□⑨□

Ⓗ ⑦□⑥□③□⑬□

問 4

Ⓐ ①□為②□③□
ヒント 常に移り変わっていること

Ⓑ 七③□④□
ヒント 衣装をサッとチェンジ

Ⓒ 消④□⑤□⑥□
ヒント 食後、胃がもたれる

Ⓓ ⑦□画⑦□⑧□
ヒント 手前みそ

Ⓔ ⑨□⑩□文
ヒント お金がない

Ⓕ ③□幻⑦□⑪□

Ⓖ ⑩□⑫□⑤□乱

Ⓗ ⑫□⑬□⑩□②□

解答
問3 Ⓐ完全無欠 Ⓑ交通安全 Ⓒ無限大 Ⓓ広島県 Ⓔ大和撫子 Ⓕ大安吉日 Ⓖ小春日和 Ⓗ広大無辺
問4 Ⓐ有為転変 Ⓑ七変化 Ⓒ消化不良 Ⓓ自画自賛 Ⓔ無一文 Ⓕ変幻自在 Ⓖ一心不乱 Ⓗ心機一転

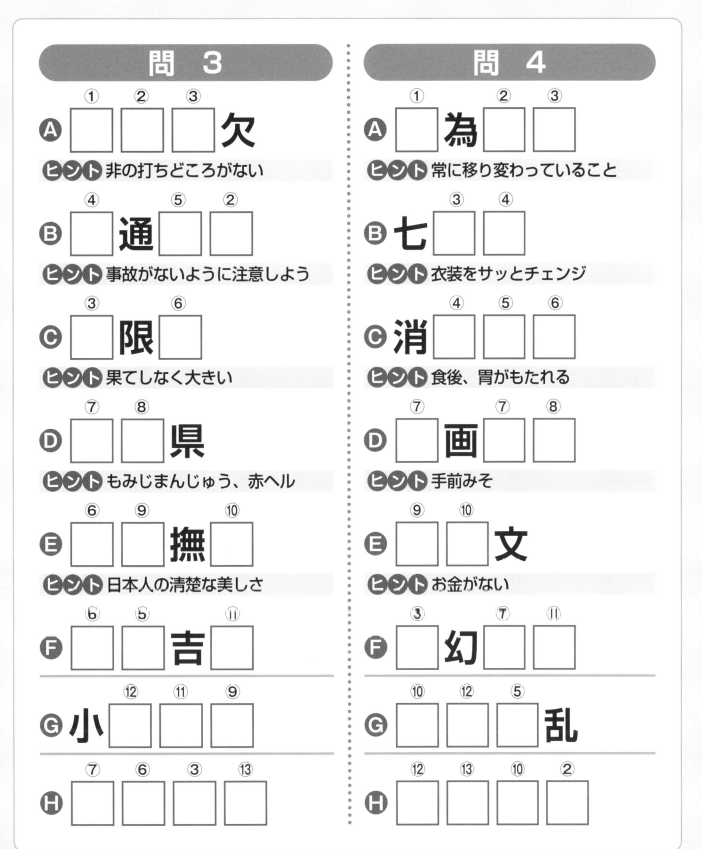

7日目 数字割り当て計算式

難易度……4 ★★★★★

実践日 　月　日

各問にある計算式のＡから最大でＨまでの英字部分には、問題番号の右側に提示された数字が１つずつ、すべて入ります。それぞれの英字に入る数字を答えてください。なお、同じ英字には同じ数字が入ります。

❶ 2・5・10・50

① A × B ＝ C
② B ÷ D ＝ A
③ A ＋ A ＝ B

A		C	
B		D	

❷ 2・6・12・72

① A ÷ B ＝ D
② A × D ＝ C
③ A − D ＝ D

A		C	
B		D	

❸ 2・3・4・7・18・21

① A × B ＝ C
② B − A ＝ D
③ C − A ＝ E
④ F ＋ F ＝ D

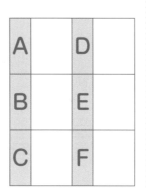

A		D	
B		E	
C		F	

❹ 2・3・4・8・12・36

① A × B ＝ C
② C × B ＝ D
③ A ÷ F ＝ F
④ E ÷ F ＝ A

A		D	
B		E	
C		F	

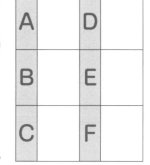

❺ 2・3・4・5・9・10・16・25

① A × B ＝ C
② A × A ＝ D
③ E × E ＝ F
④ B × B ＝ E
⑤ B ＋ G ＝ A
⑥ G × G ＝ H

A		E	
B		F	
C		G	
D		H	

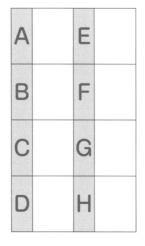

❻ 2・3・4・5・8・10・12・36

① A ＋ B ＝ E
② C × C ＝ A
③ E − G ＝ C
④ C ＋ F ＝ H
⑤ F × E ＝ D
⑥ G ÷ C ＝ H

A		E	
B		F	
C		G	
D		H	

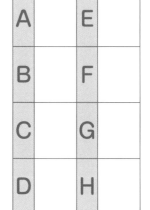

解答 ❶A5 B10 C50 D2 ❷A12 B2 C72 D6 ❸A3 B7 C21 D4 E18 F2 ❹A4 B3 C12 D36 E8 F2 ❺A5 B2 C10 D25 E4 F16 G3 H9 ❻A4 B8 C2 D36 E12 F3 G10 H5

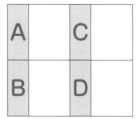

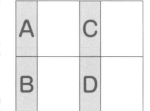

脳活ポイント

前頭前野を断然強める！

各問の計算式のアルファベットに当てはまる数字を選択肢の中から推定し、割り当てる脳トレです。推理力・計算力・集中力が鍛えられ、脳の前頭前野の活性化が期待できます。

正答数	かかった時間
／12問	分

目標時間　50代まで 25分　60代 35分　70代以上 45分

❼ 2・5・10・12

①A＋B＝C
②B×D＝A
③D＋D＝A

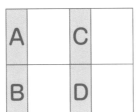

A		C	
B		D	

❽ 2・8・10・16

①A－B＝C
②B＋B＝D
③B×C＝D

A		C	
B		D	

❾ 3・6・9・15・24・27

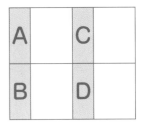

①A×B＝C
②C－A＝D
③D－B＝E
④B－A＝F

A		D	
B		E	
C		F	

❿ 4・7・8・14・16・56

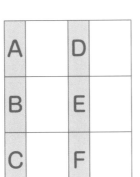

①A×B＝C
②A＋A＝E
③D×D＝F
④B＋B＝F

A		D	
B		E	
C		F	

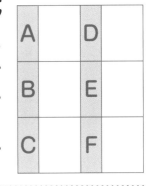

⓫ 5・10・15・20・25・30・50・75

①A＋B＝C
②A÷G＝F
③B＋B＝A
④C÷G＝D
⑤G×G＝B
⑥H－E＝F

A		E	
B		F	
C		G	
D		H	

⓬ 2・3・5・6・8・9・10・15

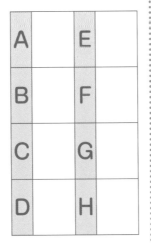

①A＋B＝C
②E＋G＝C
③D×D＝E
④E－G＝D
⑤B÷A＝H
⑥B－F＝H

A		E	
B		F	
C		G	
D		H	

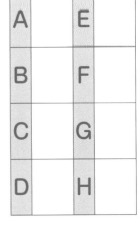

解答
❼A10 B2 C12 D5 ❽A10 B8 C2 D16 ❾A3 B9 C27 D24 E15 F6
❿A7 B8 C56 D4 E14 F16 ⓫A50 B25 C75 D15 E20 F10 G5 H30 ⓬A5 B10 C15 D3 E9 F8 G6 H2

8日目 逆引き仮名フレーズ

難易度……3 ★★★★★

実践日

□月□日

　ある名詞を使ったとき、ある決まった動詞をつけることで、一つの意味をなす定例句（フレーズ）があります。その意味をヒントにして、名詞のあとにつける動詞をひらがなで書いてください。

❶ 予想する

当たりを□□□

❷ 恋愛事情が広まる

浮名を□□□

❸ 人が円を描いて集まる

円陣を□□

❹ 物事の進行をさらに早める

拍車を□□□

❺ 先手を取り、勢いをくじく

機先を□□□□

❻ 証拠となる言葉を引き出す

言質を□□

❼ 判断や処理をゆだねる

裁量に□□□□

❽ 指図するように求める

指示を□□□

❾ 関係がうまくいかない

反りが□□□□

❿ 一生懸命考える

知恵を□□□

⓫ 才能が優れて目立つ

頭角を□□□□

⓬ 同じ場所で寝る

枕を□□□□

⓭ 苦労しても無駄に終わる

無駄骨を□□

⓮ 望みが実現しない

夢が□□□□

解答 ❶つける ❷ながす ❸くむ ❹かける ❺せいする ❻とる ❼まかせる ❽あおぐ ❾あわない ❿しぼる ⓫あらわす ⓬ならべる ⓭おる ⓮やぶれる（ついえるも可）

脳活ポイント

想起力を磨く言語訓練！

各問に書かれた意味をヒントにして、名詞のあとにつけると定例句となる動詞をひらがなで書く脳トレです。想起力が高まり、言語脳が刺激され、語彙力も高まります。

正答数	かかった時間
／28問	分

目標時間　50代まで 20分　60代 25分　70代以上 30分

⑮ 慣れて好きになる

愛着が□□

⑯ 帰宅する

家路に□□

⑰ 仕返しをする

恨みを□□□

⑱ 負けを認めない

往生際が□□□

⑲ 将来の災いを生む

禍根を□□□

⑳ その場を切り抜ける

急場を□□□

㉑ 成功する

功を□□□□

㉒ 手段をあれこれと講じる

算段を□□□

㉓ 人から笑われる

失笑を□□

㉔ よい悪いと判断できない

是非も□□

㉕ 大きな志を持つ

大志を□□□

㉖ 怒りやすい

血の気が□□□

㉗ 物事を寛大に取り扱う

手心を□□□□

㉘ 戦う気持ちが満々

闘志を□□□

解答　⑮わく　⑯つく　⑰はらす　⑱わるい　⑲のこす　⑳しのぐ　㉑そうする　㉒つける　㉓かう　㉔ない　㉕いだく　㉖おおい　㉗くわえる　㉘もやす

9日目 かな知恵の輪

難易度……3 ★★★★★

実践日 　月　日

ひらがな4文字、5文字、6文字の言葉を1文字ずつ分解し、それぞれの文字の位置や大きさを変化させました。正しく並べ替えて、もともとどんな言葉だったかを答えてください。

❶
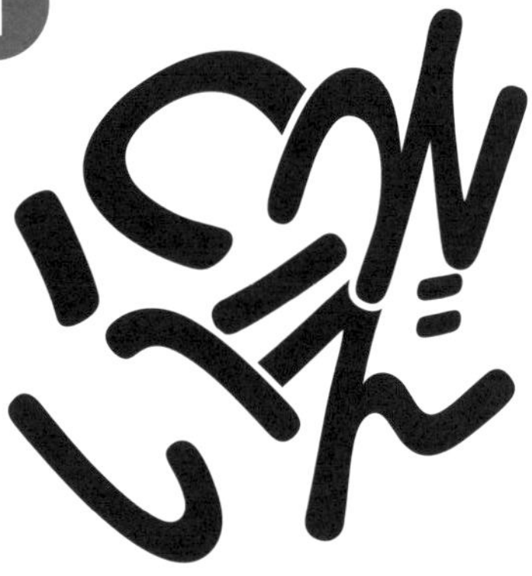

答え | え | | | |

❷
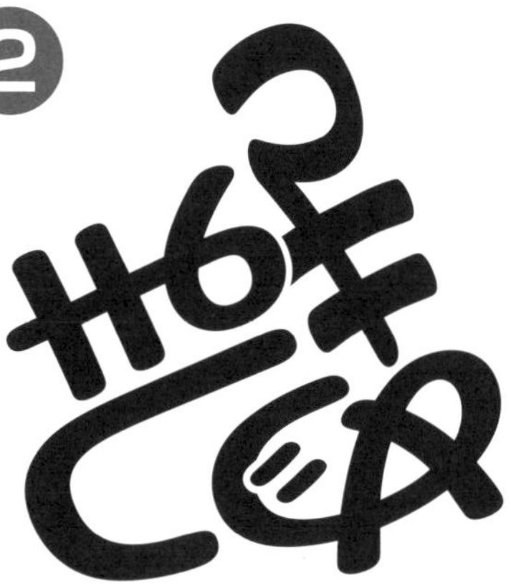

答え | き | | | |

❸
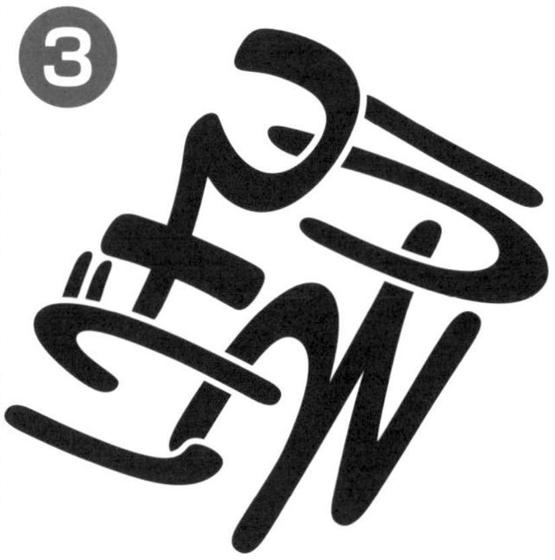

答え | | う | | |

❹
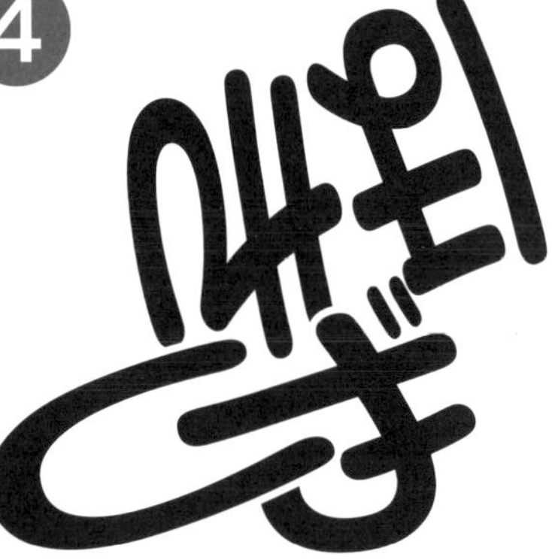

答え | | | や | |

❺
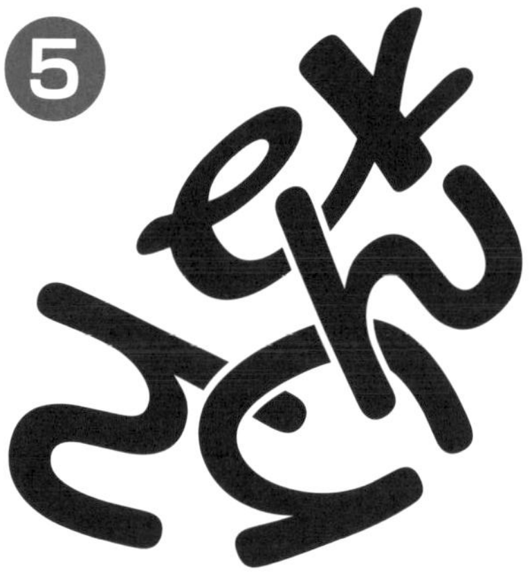

答え | | ん | | |

❻
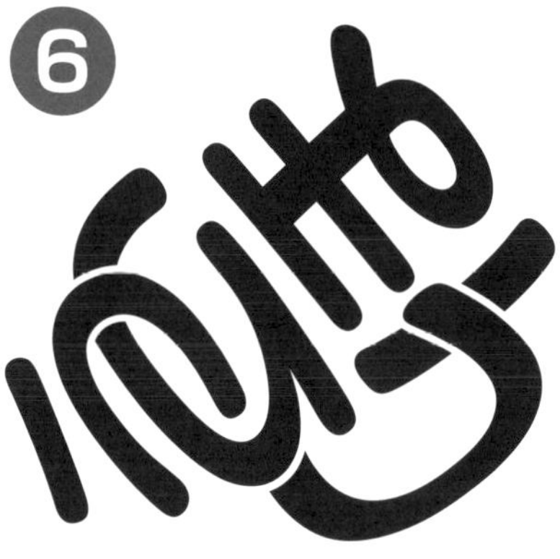

答え | | | | つ |

❼

答え | | つ | | | |

❽
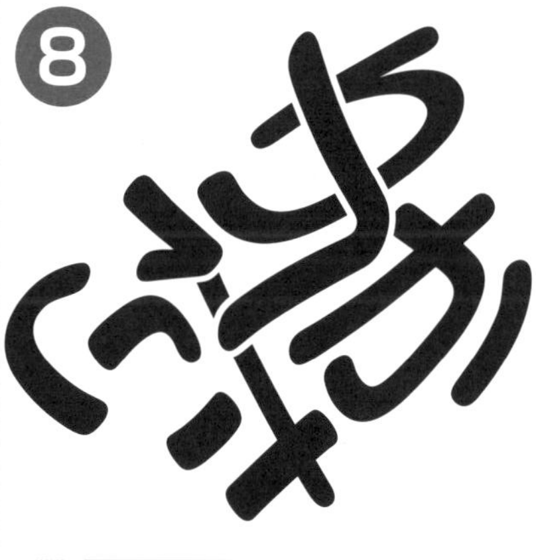

答え | | | | | |

❾
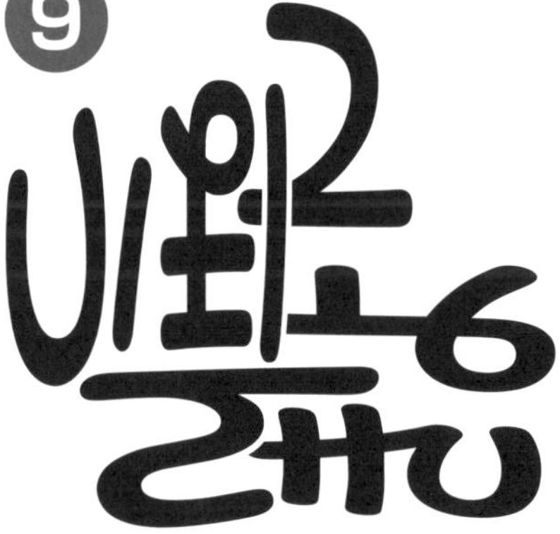

答え | | | | | | |

解答 ❶えいぞう ❷きまじめ ❸そうざい ❹つぼやき ❺ねんりん ❻ほうりつ ❼ひつまぶし ❽かたくりこ ❾てんきよほう

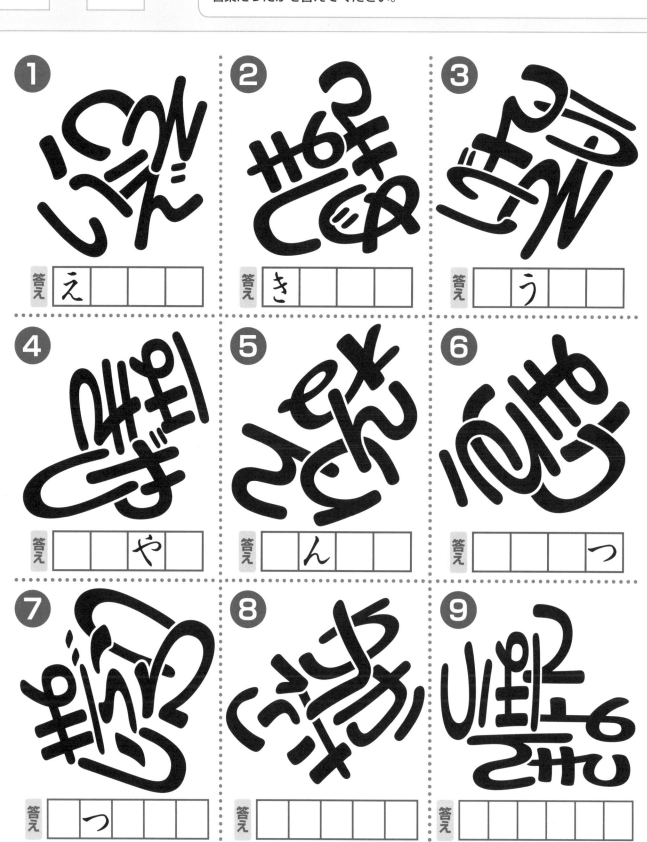

脳活ポイント

脳の識別力を磨く!

いくつかのひらがなを1字ずつ位置・大きさ・向きを変え、知恵の輪のように重ねた問題を見て、何が書いてあるかを答える脳トレです。注意力・集中力や脳のイメージ力・識別力を磨きます。

正答数	かかった時間
/18問	分

目標時間	50代まで	60代	70代以上
	15分	20分	30分

⑩
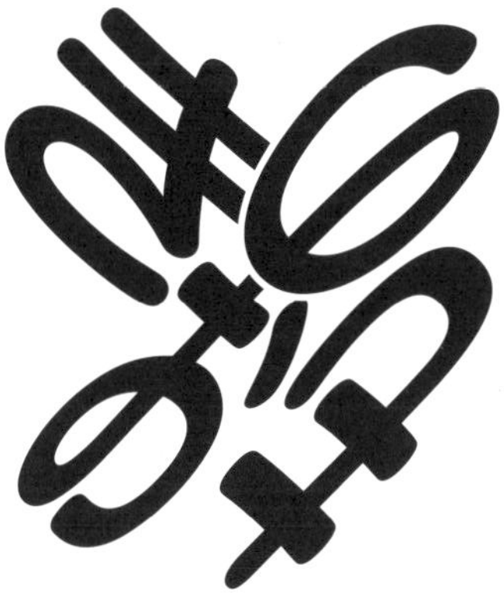

答え お□□□

⑪
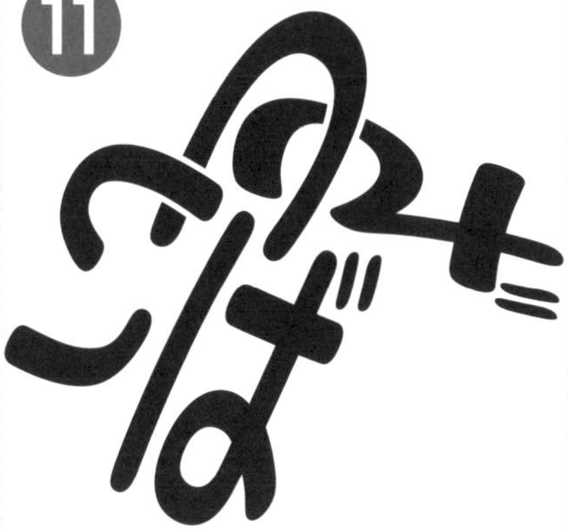

答え ざ□□□

⑫
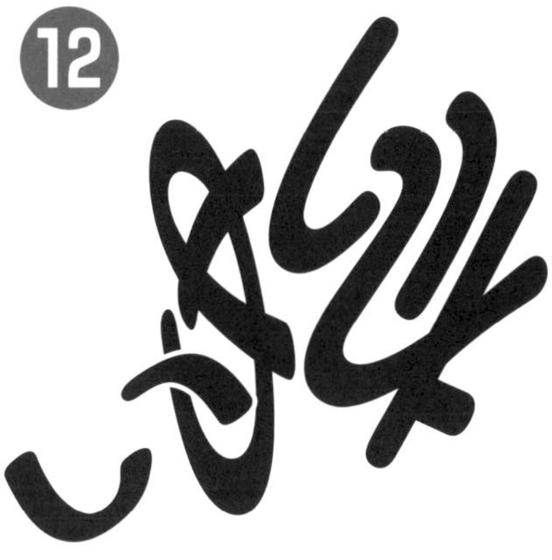

答え □□れ□

⑬
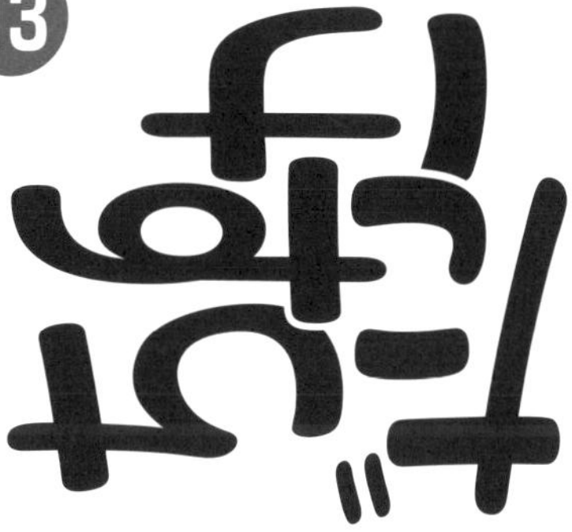

答え □け□□

⑭

答え □□と□

⑮
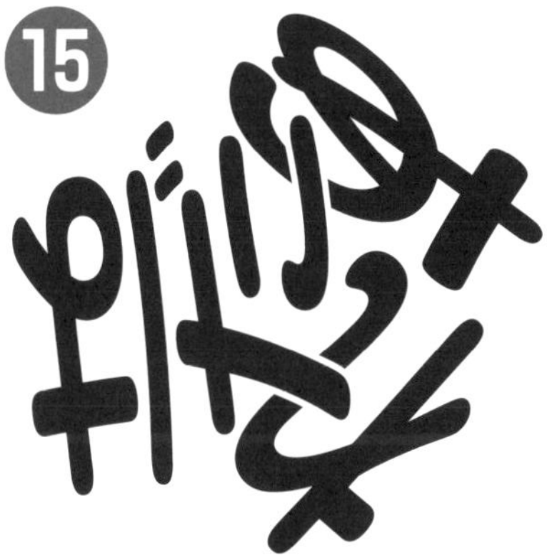

答え □だ□□

⑯
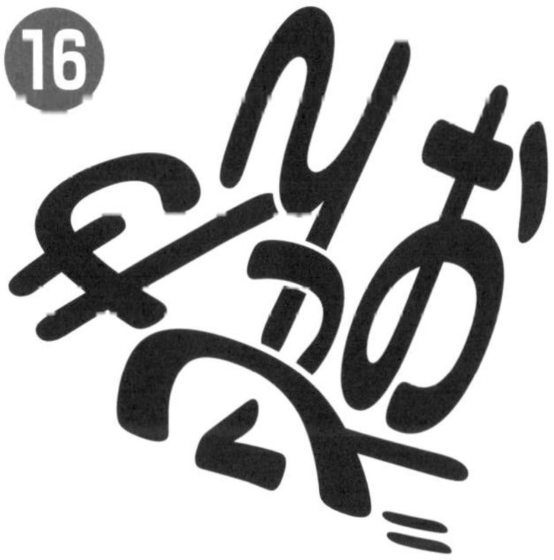

答え □□□□□

⑰
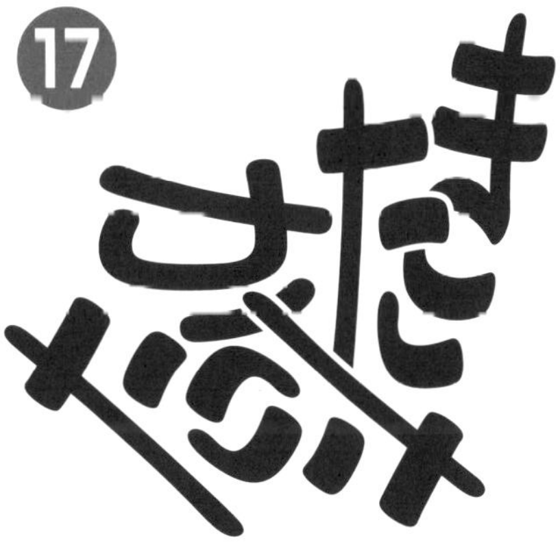

答え □□□□□

⑱
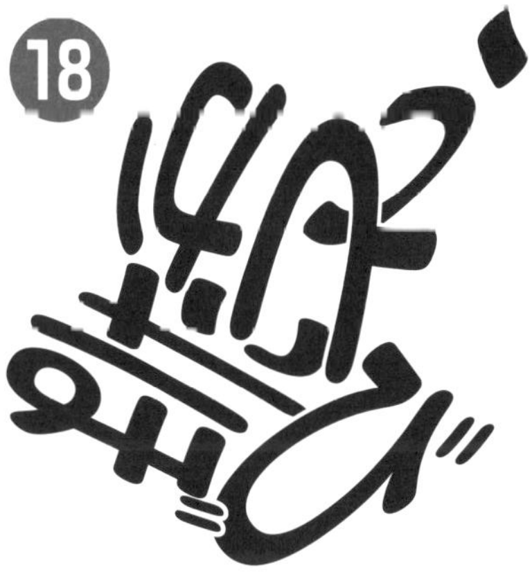

答え □□□□□□

⑩おきもの ⑪ざいばつ ⑫めいれい ⑬すけだち ⑭ちりとり
⑮はだあれ ⑯おやこどん ⑰かたたたき ⑱ぼうたかとび

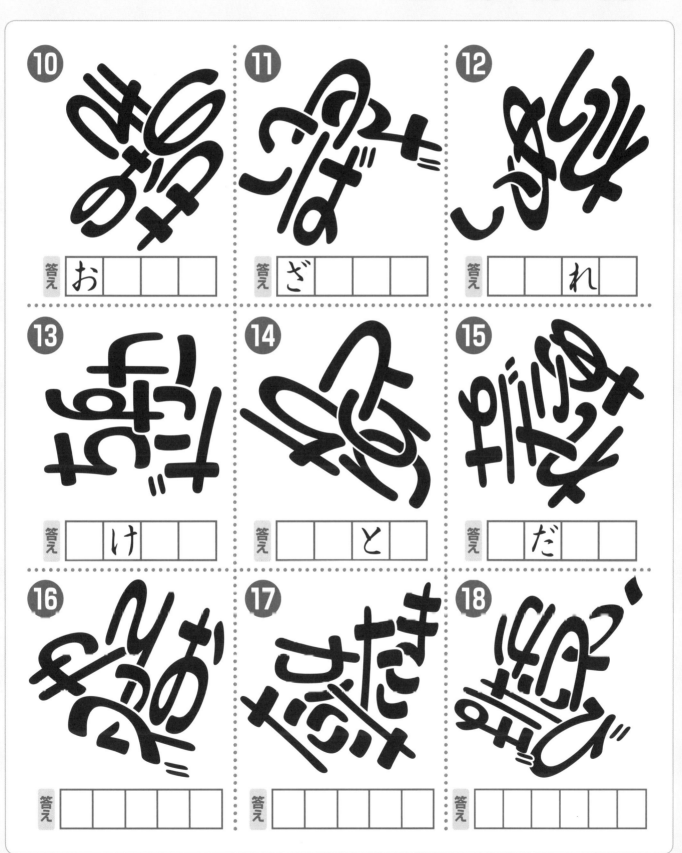

10日目 カタカナ計算

難易度……4 ★★★★★

実践日 　月 　日

カタカナで書かれた計算式を、頭の中で数字と＋・－の計算記号に置き換えて解答を導き出してください。数字は１桁か２桁です。できるだけメモをしないで、暗算で計算していきましょう。

❶ ニタスハチヒクサンタスニタスハチ＝ □

❷ ヨンタスゴヒクゴタスゴヒクニ＝ □

❸ キュウタスサンヒクナナタスヨンタスイチ＝ □

❹ ロクタスゴヒクハチタスニヒクゴ＝ □

❺ ナナヒクニヒクサンタスヨンタスニ＝ □

❻ ハチヒクゴタスキュウタスサンヒクロクタスサン＝ □

❼ ナナタスロクタスゴタスサンヒクヨンタスゴ＝ □

❽ ロクヒクヨンヒクイチタスニタスヨンタスゴ＝ □

❾ キュウタスゴタスナナヒクニヒクヨンタスロク＝ □

❿ ナナタスヨンタスニヒクサンヒクキュウタスイチ＝ □

⓫ ハチタスニタスヨンジュウナナヒクジュウゴ＝ □

⓬ ジュウゴタスロクヒクゴタスヨンジュウニ＝ □

⓭ ハチタスジュウサンタスヨンタスジュウニ＝ □

⓮ ニジュウゴタスニジュウゴヒクロクヒクヨン＝ □

⓯ ヨンジュウヒクジュウゴタスゴタスハチ＝ □

⓰ ヨンジュウサンタスジュウイチタスニジュウゴヒクニジュウ＝ □

⓱ ジュウイチタスジュウキュウヒクニジュウタスジュウナナ＝ □

⓲ ロクジュウキュウヒクサンジュウタスジュウナナタスジュウ＝ □

解答 ❶17 ❷7 ❸10 ❹0 ❺8 ❻12 ❼22 ❽12 ❾21 ❿2
⓫42 ⓬58 ⓭37 ⓮40 ⓯38 ⓰59 ⓱27 ⓲66

脳活ポイント

暗算力と読解力を育む!

足し算・引き算の計算式をカタカナで表記した形で解く脳トレです。暗算力と読解力が磨かれます。『毎日脳活①』に収録しているひらがな計算との違いを比べてみましょう。

正答数	かかった時間
／36問	分

目標時間　50代まで 25分　60代 35分　70代以上 45分

⑲ サンヒクニヒクイチタスゴタスゴ＝□

⑳ ロクヒクヨンタスニタスイチタスキュウ＝□

㉑ ハチタスサンタスヨンヒクゴタスニ＝□

㉒ キュウヒクナナタスサンタスヨンタスヨン＝□

㉓ ナナタスゴタスニヒクサンタスロク＝□

㉔ ハチタスゴタスロクヒクヨンヒクニヒクイチ＝□

㉕ キュウヒクニタスナナタスロクタスゴタスヨン＝□

㉖ ヨンタスナナタスハチヒクゴタスロクヒクサン＝□

㉗ ゴタスキュウヒクロクタスヨンタスキュウヒクハチ＝□

㉘ キュウヒクサンヒクニタスキュウタスゴタスロク＝□

㉙ ニタスジュウゴタスサンタスジュウロク＝□

㉚ ニジュウゴヒクヨンタスジュウニヒクサン＝□

㉛ サンジュウナナタスジュウサンヒクゴヒクサン＝□

㉜ ヨンジュウサンヒクゴヒクロクヒクジュウニ＝□

㉝ ゴタスジュウサンタスサンジュウヒクナナ＝□

㉞ サンジュウニタスニジュウヨンヒクジュウナナタスニジュウ＝□

㉟ ジュウタスジュウナナヒクニジュウヨンタスサンジュウサン＝□

㊱ ジュウゴタスニジュウサンタスニジュウヒクニジュウロク＝□

解答　⑲10　⑳14　㉑12　㉒13　㉓17　㉔12　㉕29　㉖17　㉗13　㉘24
㉙36　㉚30　㉛42　㉜20　㉝41　㉞59　㉟36　㊱32

11日目 かけっこ順位当て

難易度……4 ★★★★★

実践日 月 日

A～Eの5人、ないしはA～Gの7人でかけっこが行われました。後日あらためて、それぞれの人に順位を聞いた話が各問で提示されています。内容から推測して、全員の順位を答えてください。

❶

A「私はCよりも遅かったです」

B「私より早くゴールした人はいません」

C「私の直前にEがゴールしました」

D「私は2位でも5位でもないです」

E「Dよりも早くゴールできました」

順位	1位	2位	3位	4位	5位

❷

A「私はEよりも先にゴールしました」

B「私の直前にDがゴールしました」

C「1位は私でもDでもないです」

D「なんとか4位までに入れました」

E「私とGの順位の間に1人います」

F「Gよりも早くゴールできました」

G「私は真ん中の4位でした」

順位	1位	2位	3位	4位	5位	6位	7位

解答
❶1位B・2位E・3位C・4位D・5位A
❷1位F・2位D・3位B・4位G・5位A・6位E・7位C

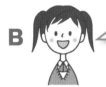

脳活ポイント

分析力と論理力を強化!

話している内容から推測して、かけっこの順位を答える脳トレです。誰が誰より速かったか遅かったかを考えるのが答えを導くコツです。発想力・分析力・論理力が強化されます。

正答数	かかった時間
／24問	分

目標時間 50代まで 20分 60代 25分 70代以上 30分

❸

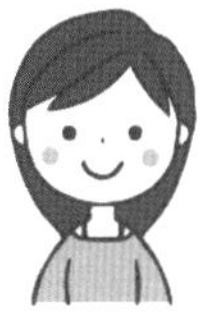
A「私は誰よりも早くゴールしました」

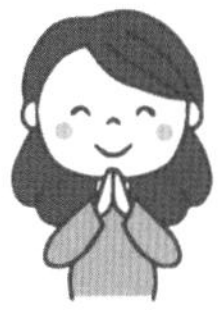
B「Dよりも遅かったです」

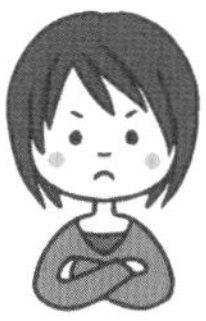
C「私とEは最下位ではないです」

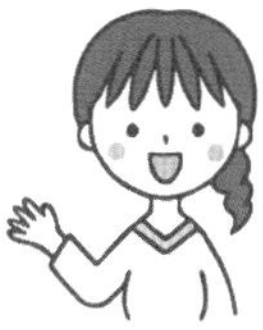
D「私とCの順位の間に1人います」

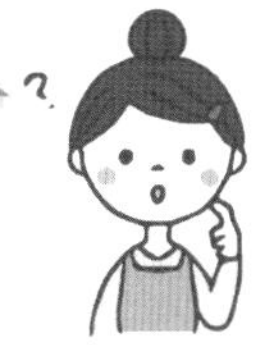
E「私よりDのほうが早かったです」

順位	1位	2位	3位	4位	5位

❹

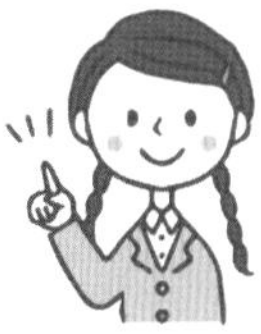
A「Bよりも早くゴールしました」

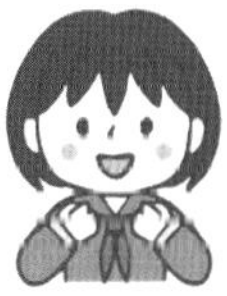
B「私がゴールした直後にEがゴールしました」

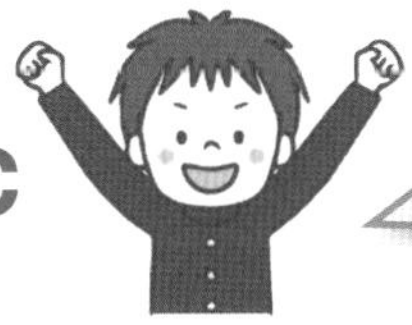
C「私が1位です」

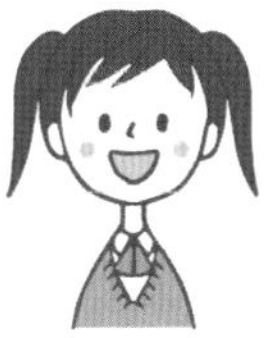
D「私とFの順位の間に1人います」

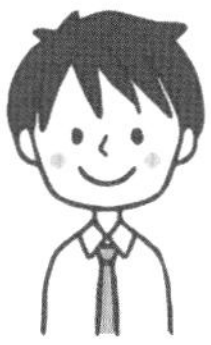
E「Aよりも遅かったです」

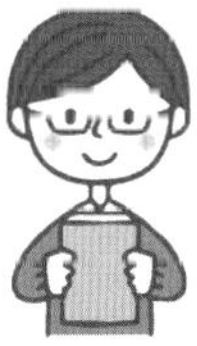
F「私の直前にAがゴールをしています」

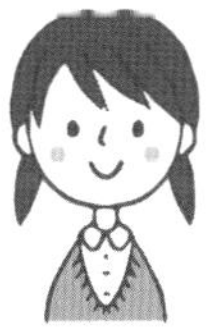
G「私はBの順位より2つ上です」

順位	1位	2位	3位	4位	5位	6位	7位

解答
❸1位A・2位D・3位E・4位C・5位B
❹1位C・2位A・3位F・4位G・5位D・6位B・7位E

12日目 同じ絵選び

難易度……3 ★★★★★

実践日

月　日

各問A ～ Fの６つの絵には同じものが２つあります。細部を見比べて同じ絵に○をつけてください。絵の向きが同じものや、回転しているものもあります。

❶

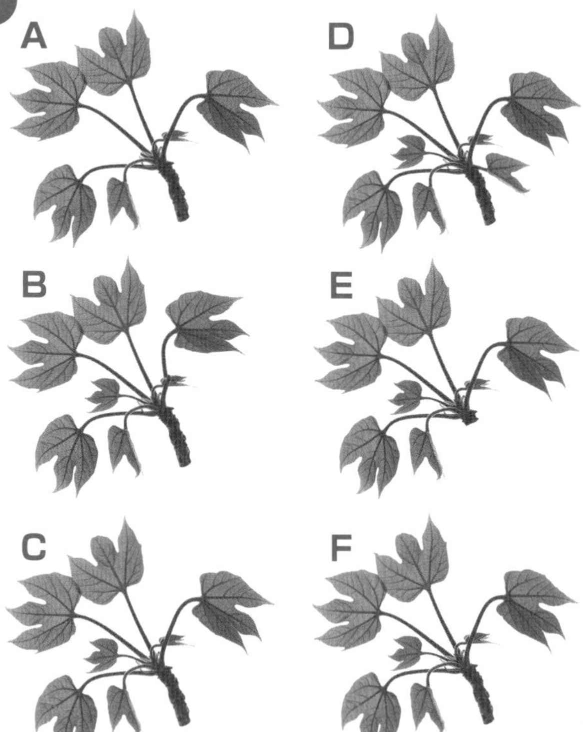

❷

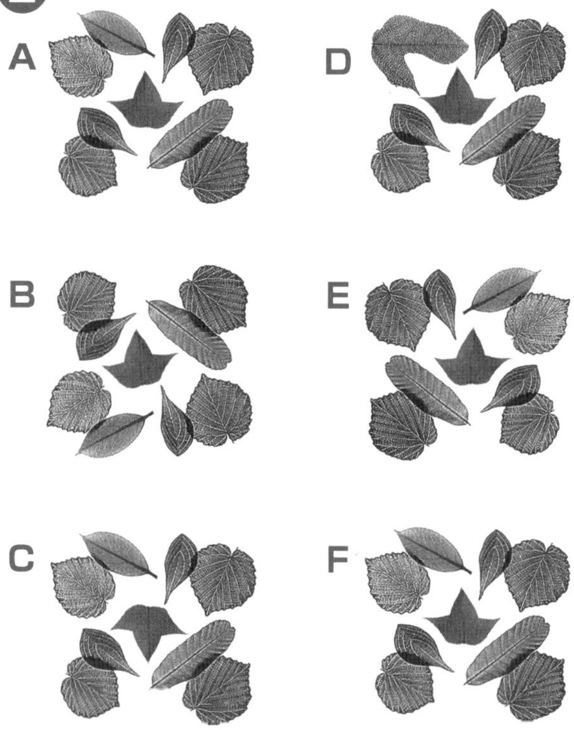

❸

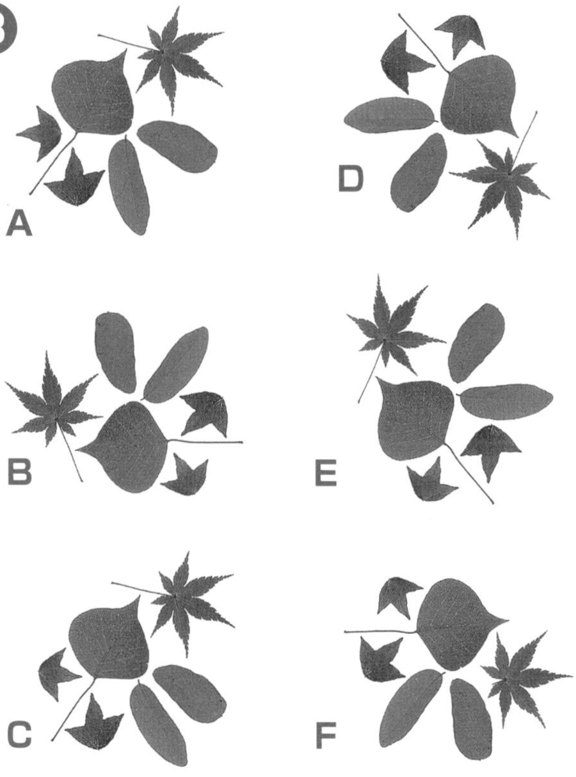

❹

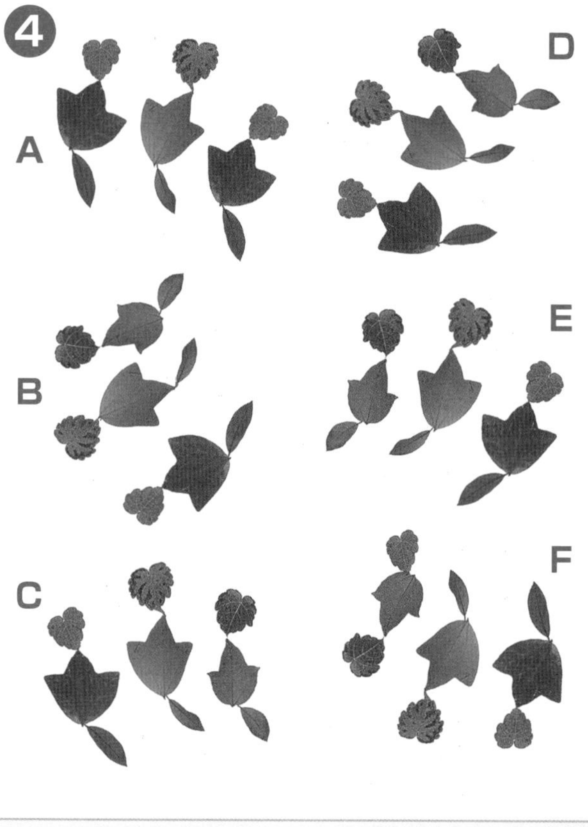

解答 ❶CとF ❷AとF ❸BとD ❹CとD

脳活ポイント

集中力を断然鍛える!

各問に示された6つの絵のうち、同じ絵を1組選ぶ脳トレです。脳の見る力が強まり、集中力や識別力・注意力がぐんと強化されます。

正答数	かかった時間
／8問	分

目標時間

50代まで	60代	70代以上
20分	30分	40分

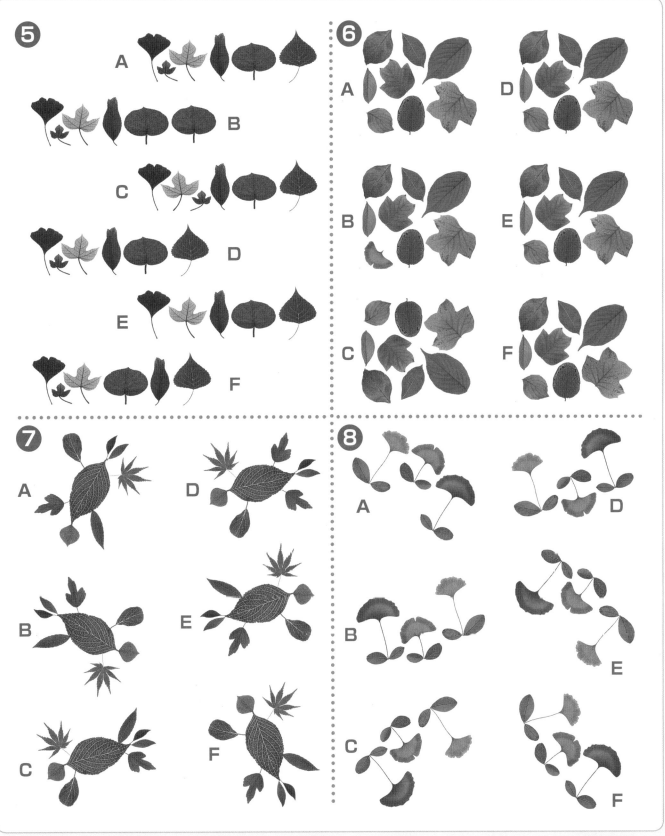

⑤

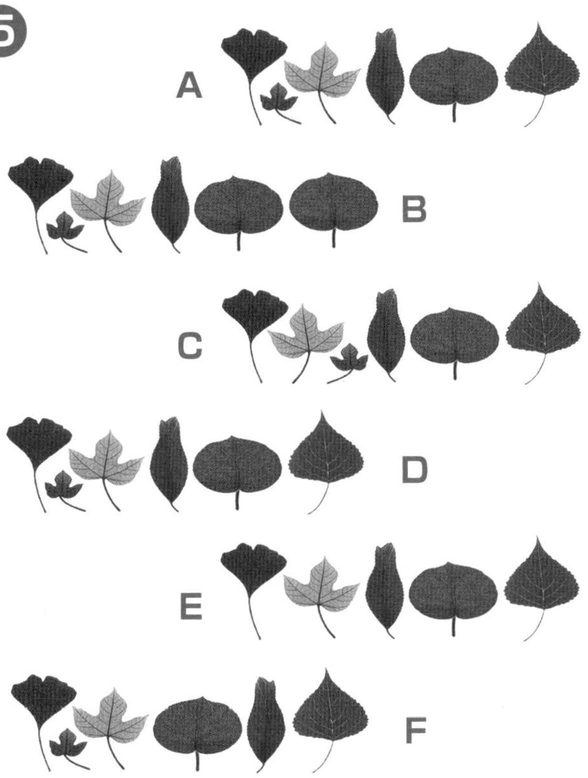

⑥

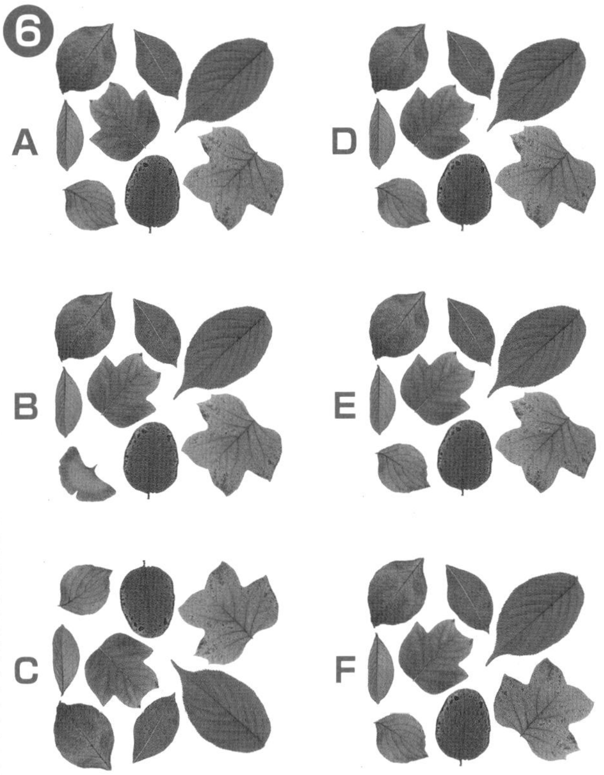

⑦

⑧

13日目 不等号ナンプレ

実践日

月 日

難易度……4 ★★★★★

マスの間の不等号は、隣り合ったマスに入る数字の大小を表しています。縦横の列のマスに、それぞれ不等号にしたがって異なる数字が１つずつ入ります。空きマスを埋めていき、①②のマスに入る数字を答えてください。

● ❶〜❸は、縦・横の各列の各マスに1〜3の数字が1つずつ入ります。

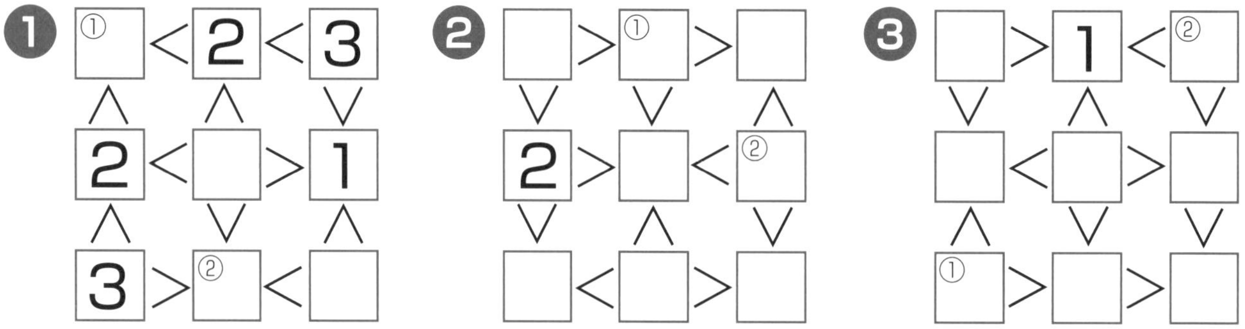

● ❹〜❺は、縦・横の各列の各マスに1〜4の数字が1つずつ入ります。

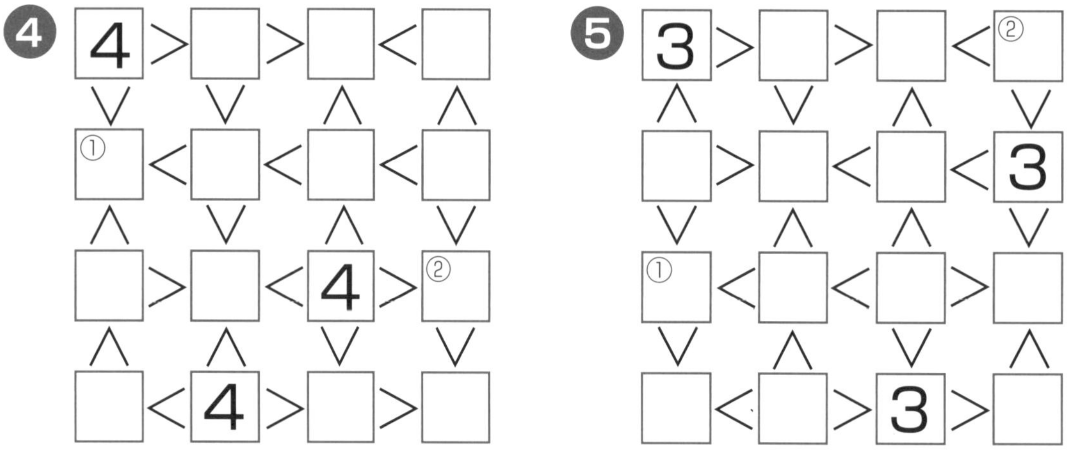

● ❻〜❼は、縦・横の各列の各マスに1〜5の数字が1つずつ入ります。

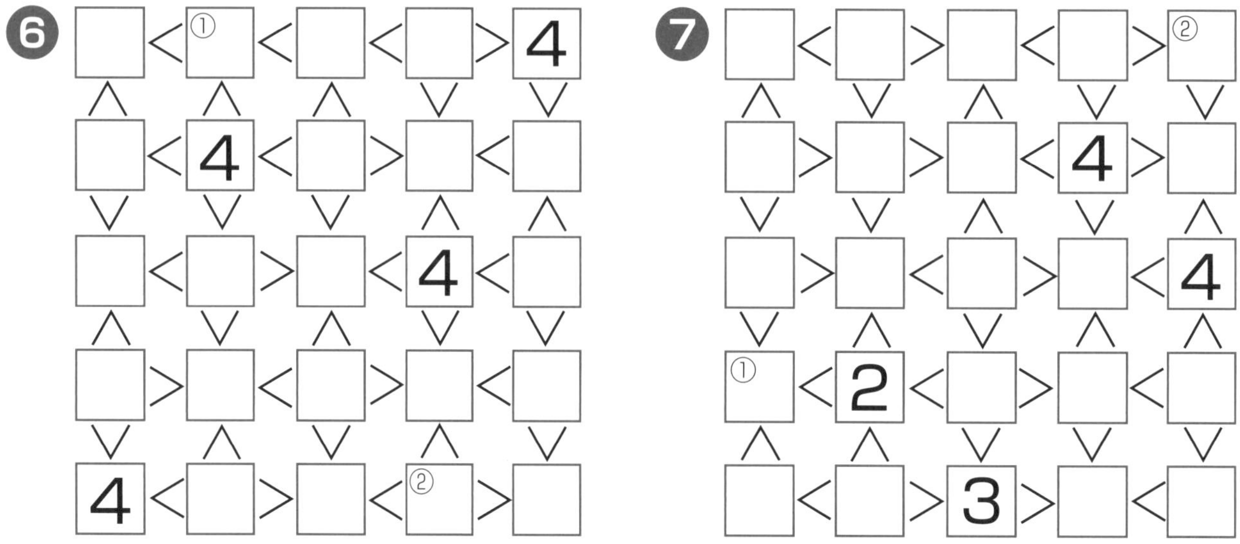

解答は72ページをご覧ください。

脳活ポイント

明晰脳を作る論理訓練!

数の大小を表す不等号（小さい数字<大きい数字）に従い、縦横に並んだマスに数字を１つずつ、重複しないように書き入れていく脳トレです。論理力・集中力・注意力が大いに使われます。

正答数	かかった時間
／14問	分

目標時間　50代まで 40分　60代 45分　70代以上 50分

●❽〜❿は、縦・横の各列の各マスに1〜3の数字が1つずつ入ります。

❽
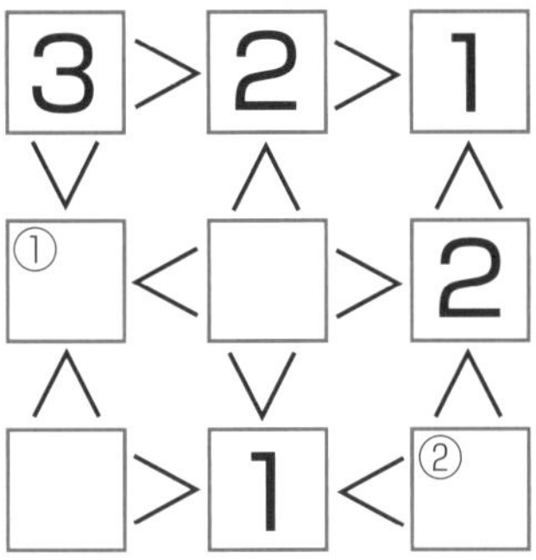

❾
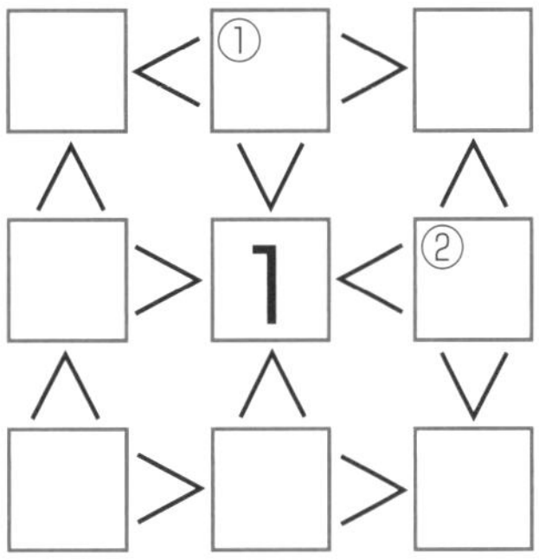

❿
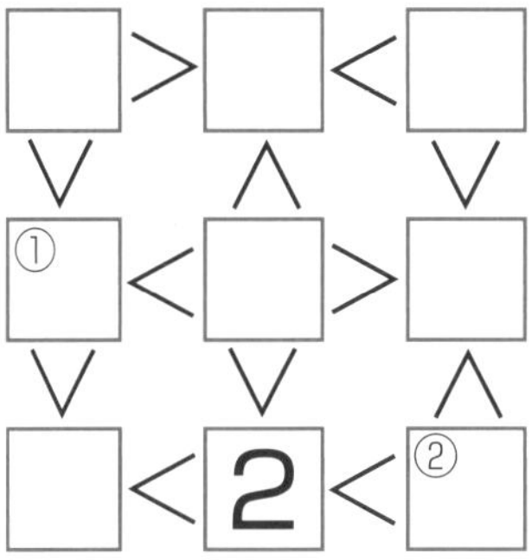

●⓫〜⓬は、縦・横の各列の各マスに1〜4の数字が1つずつ入ります。

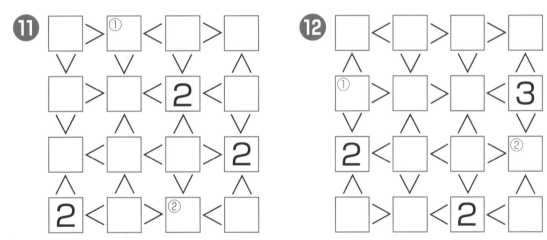

⓫
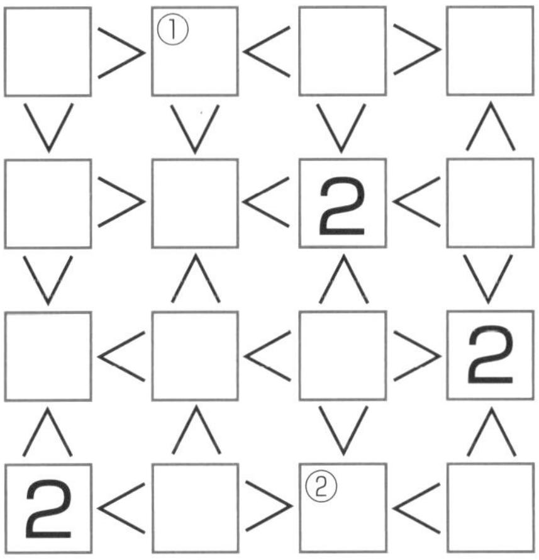

⓬
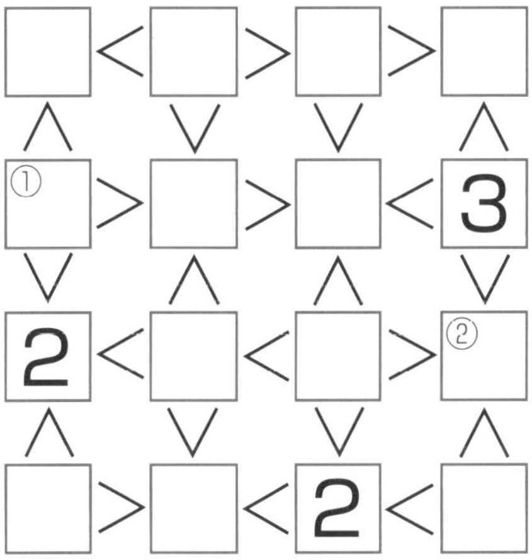

●⓭〜⓮は、縦・横の各列の各マスに1〜5の数字が1つずつ入ります。

⓭
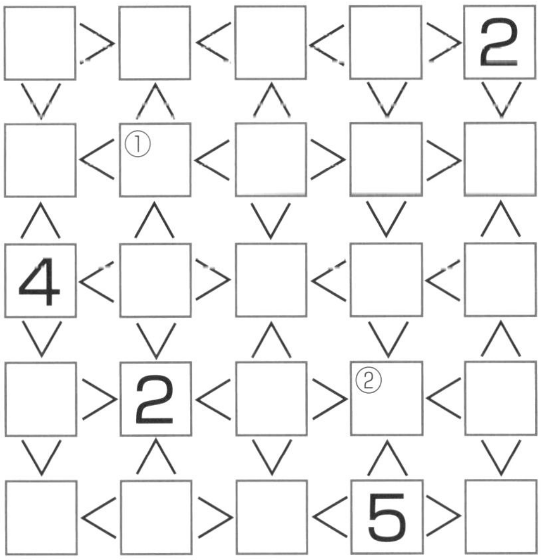

⓮
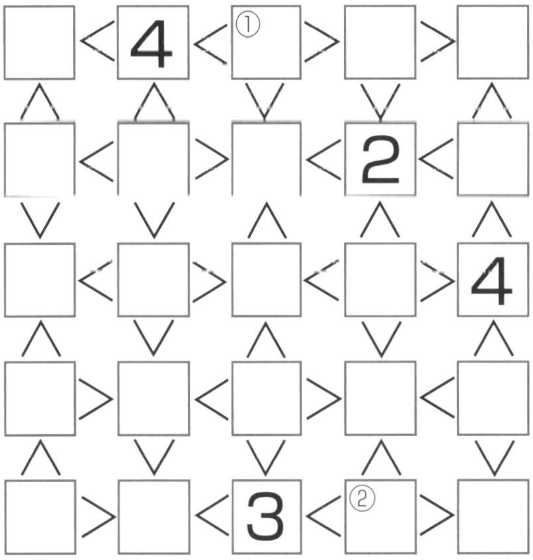

解答は72ページをご覧ください。

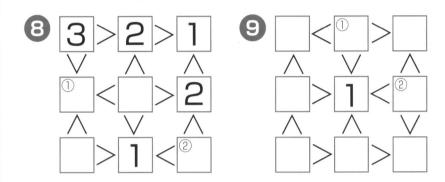

14日目 体の部位漢字ドリル

難易度……3 ★★★★★

実践日 □月 □日

各問の文の中には空欄が１ヵ所あり、そこには体の部位に当たる漢字が１文字入ります。各ページのヒントの漢字のどれか１つを用いて、文を成立させてください。

ヒント 鼻・眉（まゆ）・顔・耳・目・口・喉（のど）・舌
肩・腕・腹・肝（きも）・手・足・膝（ひざ）

❶ あらゆる□を尽くして、入手困難な材料を集めた。

❷ □にも留まらぬ速さで剣道の試合が終わった。

❸ ゴルフなら少しは□に覚えがある。

❹ キッチンから漂うおいしそうな香りに、□が鳴った。

❺ 急な山道を下りたら、□が笑った。

❻ 彼はなかなかに□の据わった人物だ。

❼ よくしてくれたあの人に対して、□を向けて寝られない。

❽ 秋の夜更けに、□を澄まして虫の声を聴く。

❾ 彼は□が黒く、裏では何をやっているかわからない。

❿ おいしいものをよく食べているので、□が肥えた。

⓫ いつも私を笑い者にする、彼の□をいつか明かしてやりたい。

⓬ 社長の秘密は、□が裂けてもいえない。

⓭ 父はいつも、姉の□ばかりを持っている。

⓮ あの店には□が利くので、自分が予約することにした。

⓯ 子供のいたずらに□をつり上げて怒った。

解答 ❶手 ❷目 ❸腕 ❹喉 ❺膝 ❻肝 ❼足 ❽耳 ❾腹 ❿舌 ⓫鼻 ⓬口 ⓭肩 ⓮顔 ⓯眉

脳活ポイント

新発想の漢字の脳トレ!

各問の文中に空欄が１つあり、そこに体の部位を示す言葉を入れる脳トレです。ヒントから１つずつ選んで慣用句を考えましょう。認知力を鍛えるだけでなく、豊かな語彙が身につきます。

正答数	かかった時間
／30問	分

目標時間　50代まで 30分　60代 35分　70代以上 40分

ヒント　頬（ほお）・頭・顔・耳・目・鼻・口・舌
肩・首・胸・臍（へそ）・手・指・足

⑯ 結婚後は、友人宅から自然と□が遠のいている。

⑰ 失敗が予想されたので、早めに別の□を打っておく。

⑱ 彼女の見事な包丁さばきには□を巻いた。

⑲ 欲しい物を買ってもらえずに、娘は□をふくらませた。

⑳ 大ファンのアイドルのコンサートを□折り数えて待つ。

㉑ 度重なる立候補の要請に、やむなく□を縦に振った。

㉒ 彼がいきなり笑い出したので、□が点になった。

㉓ ほめられて天狗になっている彼の□を折ってやろう。

㉔ 弟はつまらないことで、すぐに□を曲げる。

㉕ 年がいもなく走ったら、□で息をするほど苦しかった。

㉖ 出席者の□がそろったので、会議を始めることにした。

㉗ 元新聞記者の彼は、さすがに□が早い。

㉘ 今回の件は□を冷やして、後日、話し合うことにした。

㉙ このたび見聞きしたことは、私一人の□に納めておく。

㉚ 聞かれてもいないことを話すが、肝心なことには□を濁す。

解答
⑯足 ⑰手 ⑱舌 ⑲頬 ⑳指 ㉑首 ㉒目 ㉓鼻
㉔臍 ㉕肩 ㉖顔 ㉗耳 ㉘頭 ㉙胸 ㉚口

15日目 読み方セレクト

難易度……4 ★★★★★

実践日 　月 　日

課題A～Dの表には、25個の漢字が記されています。この中の漢字から、各問の答えになるものを選んでください。表内の漢字は、それぞれ1度しか使いません。また、答えに用いない漢字も含まれています。

課題A

悲	株	険	想	犬
研	安	一	権	発
即	兄	創	加	明
暗	県	触	芸	案
造	群	蔵	元	像

❶「アン」と読む漢字3つ

解答

❷「ケン」と読む漢字5つ

解答

❸「そうぞう」と読む熟語2つ

解答

❹余った漢字で四字熟語1つ

解答

課題B

罪	確	音	弱	核
石	革	快	財	親
心	恩	乱	新	在
材	存	信	温	物
刀	杉	兆	麻	遠

❺「オン」と読む漢字4つ

解答

❻「ザイ」と読む漢字4つ

解答

❼「かくしん」と読む熟語3つ

解答

❽余った漢字で四字熟語1つ

解答

解答
❶安・案・暗　❷権・険・研・県・犬　❸想像・創造　❹一触即発
❺音・恩・温・遠　❻在・材・財・罪　❼確信・革新・核心　❽快刀乱麻

脳活ポイント

言語脳を大いに鍛える!

25個の漢字から、指定された読み方の漢字を選ぶ脳トレです。未使用の漢字から四字熟語を作る問題もあります。言語中枢をつかさどる側頭葉が刺激されるほか、想起力も鍛えられます。

正答数	かかった時間
／50問	分

目標時間　50代まで 25分　60代 35分　70代以上 45分

課題C

各	応	失	改	角
果	格	商	確	木
心	洗	室	因	新
閣	会	楽	画	事
覚	査	報	質	写

⑨「シツ」と読む漢字3つ

解答

⑩「カク」と読む漢字7つ

解答

⑪「かいしん」と読む熟語2つ

解答

⑫余った漢字で四字熟語1つ

解答

課題D

同	捨	転	体	極
曲	異	射	六	飛
事	局	写	謝	辞
九	者	自	退	口
車	音	態	機	社

⑬「キョク」と読む漢字3つ

解答

⑭「シャ」と読む漢字7つ

解答

⑮「じたい」と読む熟語3つ

解答

⑯余った漢字で四字熟語1つ

解答

解答　⑨失・質・室　⑩角・各・画・格・覚・閣・確　⑪会心・改新　⑫因果応報
⑬曲・局・極　⑭写・社・車・者・射・捨・謝　⑮事態・自体・辞退　⑯異口同音

16日目 抜け落ちクロスワード

難易度……3 ★★★★★

実践日 月 日

共通の文字でつながるように、各問のリストにある言葉をマスの中に入れてください。リストの言葉はすべて1回ずつ用いますが、足りない言葉が1つあります。ヒントから推測し、足りない言葉が何か答えてください。

1

答え

ヒント 宝石

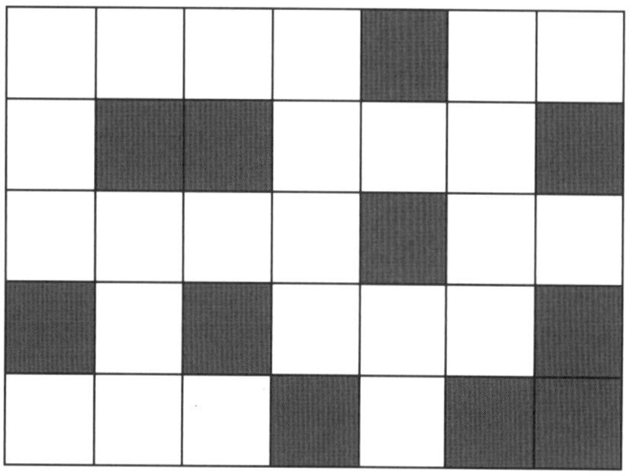

リスト
アユ　トレー　ギネス　アーミー
レア　プレー　ムード　グループ
ミミ　ストロー　ギャング

2

答え

ヒント サイダー

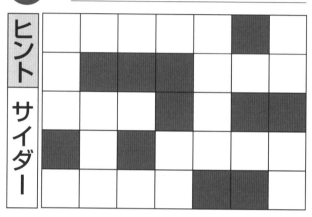

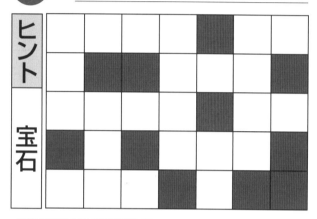

リスト
トス　ツル　スリル　プラス
リボン　トラック　トクベツ
イネ　パンプス　プレゼント

3

答え

ヒント 小売店

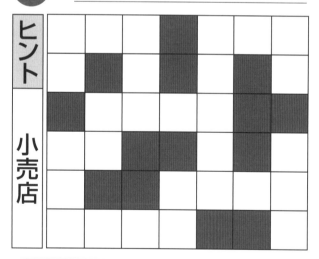

リスト
イス　フタ　スネ　コイン　インコ
コネ　デジタル　イルカ　アイガモ
デモ　グラフ　スペア　グリニッジ

4

答え

ヒント 007

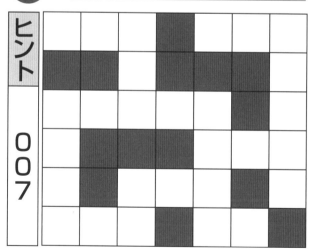

リスト
ママ　マリモ　フロア　コスモス
スズ　アロマ　クール　アカシア
マスク　アールデコ　アドバイス

解答は73ページをご覧ください。

脳活ポイント

判断力と注意力が向上!

リストの言葉をマスに当てはめていく、クロスワード風の脳トレです。リストの言葉は1つ不足しており、ヒントをもとにその言葉を答えてください。注意力や判断力の強化に役立ちます。

正答数	かかった時間
／8問	分

目標時間	50代まで	60代	70代以上
	25分	35分	45分

5
答え ＿＿＿＿

ヒント：冷たい

	■	■				
				■		■
	■	■		■		
	■				■	
			■			

リスト：クリ　ロデオ　スリル　アナログ　オス　リアル　バイク　インテリ　バス　アリバイ　パイオニア

6
答え ＿＿＿＿

ヒント：拡大

			■	■	■	
	■					
		■	■		■	
	■				■	
			■			

リスト：レジ　マトン　トーク　カウント　マレ　トイレ　ルーレット　ペア　ストライク　アラカルト

7
答え ＿＿＿＿

ヒント：窓

■				■		
		■		■		■
	■	■				
			■	■	■	
■		■				
				■		■

リスト：ドク　ハム　ガク　マイク　ハイテク　ナビ　テツ　ドラマ　ナース　リーチ　マリモ　スイカ　カリスマ　スチーム

8
答え ＿＿＿＿

ヒント：裁縫

	■		■			
	■		■		■	
			■		■	
■		■				
				■		■
	■	■				■

リスト：パリ　サラダ　クラス　カカオ　サクラ　オクラ　アルミ　アルプス　ダブルス　プラン　サンプル　パステル

解答は73ページをご覧ください。

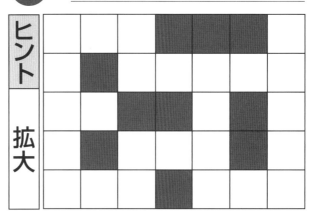

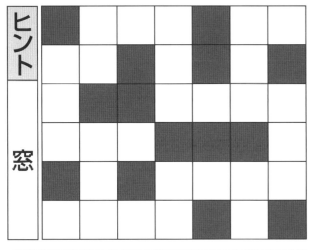

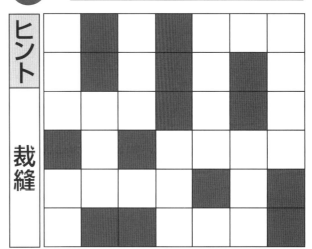

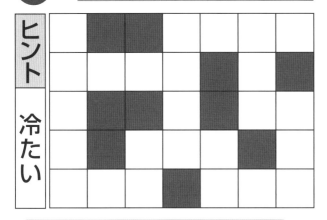

17日目 漢字テーマパーク

難易度……3 ★★★★★

実践日 　月　日

この漢字テーマパークには大きなテーマ（題材）が４つあり、その各テーマに当てはまる言葉を漢字で答える問題が６つ用意されています。答えの漢字は、上のヒントにすべて１個ずつ表示されています。

テーマ：運転

❶〜❻のヒント

高 横 最 許 字 歩 標 証 習 所
免 路 度 識 断 道 十 速 教

❶ 一時停止や駐車禁止などを示す看板
➡ □□

❷ 運転するときに必ず持っていないといけないもの
➡ □□□

❸ 道路が直角に交わっているところ
➡ □□□

❹ 車が道路で出していい一番速いスピード
➡ □□□□

❺ 歩いている人が車道を安全に渡るときに通る場所
➡ □□□□

❻ 残った漢字でできる言葉は？
➡ □□□

テーマ：買い物

❼〜⓬のヒント

営 収 販 生 場 財 時 食 駐 鮮
業 布 品 売 車 食 領 書 試 間

❼ レジのときにカバンから取り出すもの
➡ □□

❽ スーパーに来た客が車を止める場所
➡ □□□

❾ お金を受け取ったことを証明する紙
➡ □□□

❿ 食べ物の味見をさせて商品を売る方法
➡ □□□□

⓫ 野菜、果物、肉、魚などの加工されていない商品
➡ □□□□

⓬ 残った漢字でできる言葉は？
➡ □□□□

解答 ❶標識 ❷免許証 ❸十字路 ❹最高速度 ❺横断歩道 ❻教習所 ❼財布 ❽駐車場 ❾領収書 ❿試食販売 ⓫生鮮食品 ⓬営業時間

脳活ポイント

楽しい漢字連想脳トレ！

ヒントの漢字を使い、６問ごとに設けられたテーマに沿って熟語を作る脳トレです。テーマから連想して熟語を思い出すことで、認知力や推理力が磨かれます。

／24問　　分

目標時間　50代まで 25分　60代 35分　70代以上 45分

テーマ：学校

⑬〜⑱のヒント

級 委 登 化 行 学 表 文 知 集
教 祭 通 修 校 員 団 室 学 旅

⑬ 授業を受けたり、給食を食べたりする場所
→ □□

⑭ 作品発表やダンス、出店などでにぎわう行事
→ □□□

⑮ 成績や日常生活の記録が記されたお知らせ
→ □□□

⑯ 東京に住む子供が京都や奈良など遠方に宿泊する団体行事
→ □□□□

⑰ クラスのリーダー的立ち位置で意見をまとめる役職
→ □□□□

⑱ 残った漢字でできる言葉は？
→ □□□□

テーマ：スポーツ

⑲〜㉔のヒント

館 台 自 国 伝 均 技 由 延 形
平 野 戦 両 球 国 箱 長 駅 根

⑲ バットやグローブを使って1チーム9人で行う競技
→ □□

⑳ クロールが一般的な泳ぎ方として知られる水泳の種目
→ □□□

㉑ 器械体操の種目の一種で、体育の授業でも行うバランス運動
→ □□□

㉒ 新年すぐに行われる大学対抗のマラソン大会
→ □□□□

㉓ プロレスやボクシングの試合にも使われる相撲の聖地
→ □□□□□

㉔ 残った漢字でできる言葉は？
→ □□□

解答　⑬教室　⑭文化祭　⑮通知表　⑯修学旅行　⑰学級委員　⑱集団登校　⑲野球　⑳自由形　㉑平均台　㉒箱根駅伝　㉓両国国技館　㉔延長戦

18日目 虫食い等式計算

難易度……3 ★★★★★

実践日 　月　日

各問には、計算記号が一部消えた等式が示されています。＝より左側の数式には＋かーの計算記号、＝より右側の数式には×か÷の計算記号しか入らない場合、消えた部分の計算記号は何かを答えてください。

❶ 7 □ 1 □ 2 ＝ 4 × 3 ÷ 2

❷ 3 □ 2 □ 4 ＝ 6 × 6 ÷ 4

❸ 13 □ 5 □ 3 ＝ 6 ÷ 2 × 7

❹ 14 □ 3 □ 9 ＝ 24 × 2 ÷ 6

❺ 9 − 4 ＋ 1 ＝ 9 □ 3 □ 2

❻ 7 ＋ 5 − 4 ＝ 10 □ 4 □ 5

❼ 7 ＋ 8 − 3 ＝ 8 □ 4 □ 6

❽ 8 ＋ 9 ＋ 5 ＝ 10 □ 5 □ 11

❾ 6 − 2 □ 2 ＝ 16 ÷ 4 □ 2

❿ 5 □ 3 ＋ 7 ＝ 12 □ 3 ÷ 4

⓫ 14 □ 2 ＋ 8 ＝ 40 ÷ 4 □ 2

⓬ 13 □ 8 − 5 ＝ 24 ÷ 6 □ 4

解答 ❶＋− ❷＋＋ ❸＋＋ ❹＋− ❺÷× ❻×÷
❼÷× ❽÷× ❾−÷ ❿−× ⓫−× ⓬＋×

脳活ポイント

論理力を育む推理計算!

問題の左右の計算式が同じ答えになるよう、空欄に＋－×÷の計算記号のいずれかを書き入れる脳トレです。推理しながら解くことで、論理力や計算力が強まると考えられます。

正答数	かかった時間
／24問	分

目標時間　50代まで 25分　60代 35分　70代以上 45分

⑬ 5 □ 1 □ 3 ＝ 6 × 2 ÷ 4

⑭ 12 □ 3 □ 7 ＝ 4 × 4 ÷ 2

⑮ 8 □ 4 □ 2 ＝ 2 × 9 ÷ 3

⑯ 4 □ 1 □ 5 ＝ 40 ÷ 10 × 2

⑰ 5 ＋ 9 ＋ 2 ＝ 8 □ 2 □ 4

⑱ 16 ＋ 2 － 9 ＝ 18 □ 3 □ 6

⑲ 6 － 1 ＋ 7 ＝ 8 □ 2 □ 3

⑳ 17 － 3 ＋ 8 ＝ 33 □ 3 □ 2

㉑ 4 □ 2 ＋ 7 ＝ 6 □ 2 × 3

㉒ 5 □ 4 － 6 ＝ 9 × 2 □ 6

㉓ 19 － 12 □ 8 ＝ 9 □ 3 × 5

㉔ 5 ＋ 9 □ 7 ＝ 21 × 2 □ 6

解答　⑬＋－　⑭＋－　⑮－＋　⑯－＋　⑰÷×　⑱×÷　⑲÷×　⑳÷×　㉑－÷　㉒＋÷　㉓＋÷　㉔－÷

19日目 送り仮名結び

難易度……3 ★★★★★

実践日 　月　日

各問で提示されたイ～ハの漢字の送り仮名として、最も適切なものをA～Cより選び、それぞれ線を引いて結びつけてください。結びつかないものはなく、すべての問題で３つの言葉が成り立ちます。

❶

イ 下・	・A む
ロ 生・	・B ける
ハ 化・	・C がる

❻

イ 出・	・A つ
ロ 弱・	・B める
ハ 勝・	・C る

❷

イ 学・	・A ぶ
ロ 太・	・B たる
ハ 当・	・C る

❼

イ 回・	・A える
ロ 考・	・B らう
ハ 語・	・C す

❸

イ 合・	・A める
ロ 細・	・B かい
ハ 丸・	・C わせる

❽

イ 数・	・A ねる
ロ 止・	・B まる
ハ 委・	・C える

❹

イ 休・	・A い
ロ 強・	・B む
ハ 消・	・C える

❾

イ 帰・	・A わる
ロ 食・	・B る
ハ 終・	・C う

❺

イ 見・	・A める
ロ 集・	・B せる
ハ 定・	・C う

❿

イ 追・	・A う
ロ 外・	・B す
ハ 教・	・C わる

解答
❶イC・ロA・ハB　❷イA・ロC・ハB　❸イC・ロB・ハA　❹イB・ロA・ハC　❺イB・ロC・ハA
❻イC・ロB・ハA　❼イC・ロA・ハB　❽イC・ロB・ハA　❾イB・ロC・ハA　❿イA・ロB・ハC

脳活ポイント

言語力を磨く脳トレ!

漢字の送り仮名として適切なものをそれぞれ結びつけ、3つの言葉を作る脳トレです。結びつかない場合は不正解です。注意力や言語力のアップに役立ちます。

正答数	かかった時間
／20問	分

目標時間　50代まで 15分　60代 20分　70代以上 25分

⑪

イ 小・	・A さい
ロ 泳・	・B える
ハ 構・	・C ぐ

⑫

イ 上・	・A せ
ロ 幸・	・B ばす
ハ 飛・	・C る

⑬

イ 正・	・A たい
ロ 指・	・B しい
ハ 冷・	・C す

⑭

イ 青・	・A える
ロ 晴・	・B い
ハ 代・	・C れる

⑮

イ 高・	・A い
ロ 起・	・B こす
ハ 散・	・C る

⑯

イ 赤・	・A きる
ロ 入・	・B れる
ハ 起・	・C い

⑰

イ 足・	・A るい
ロ 切・	・B る
ハ 明・	・C りる

⑱

イ 大・	・A きい
ロ 向・	・B める
ハ 始・	・C ける

⑲

イ 立・	・A しい
ロ 親・	・B つ
ハ 住・	・C む

⑳

イ 歌・	・A る
ロ 作・	・B える
ハ 答・	・C う

解答
⑪イA・ロC・ハB　⑫イC・ロA・ハB　⑬イB・ロC・ハA　⑭イB・ロC・ハA　⑮イA・ロB・ハC
⑯イC・ロB・ハA　⑰イC・ロB・ハA　⑱イA・ロC・ハB　⑲イB・ロA・ハC　⑳イC・ロA・ハB

20日目 ひらがな組み立て言葉

難易度……3 ★★★★★

実践日 　月　日

バラバラになったひらがなのパーツを組み合わせて、ヒントから推測できる2文字か3文字の言葉を作り、その答えを解答欄に書いてください。解答欄のマスの数が答えの文字の数になります。

ヒント 狩り

❶ 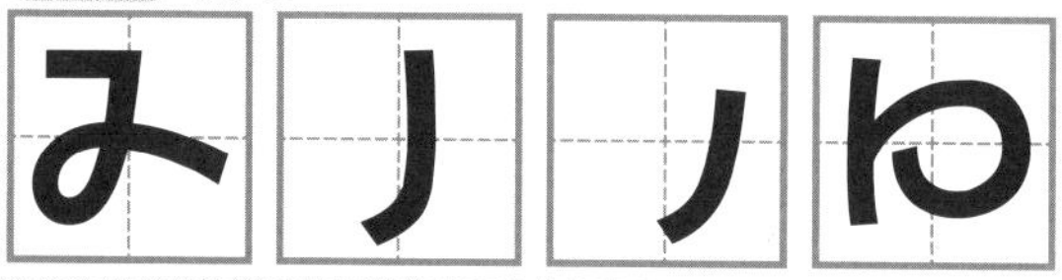

ヒント 底なし○○

❷ 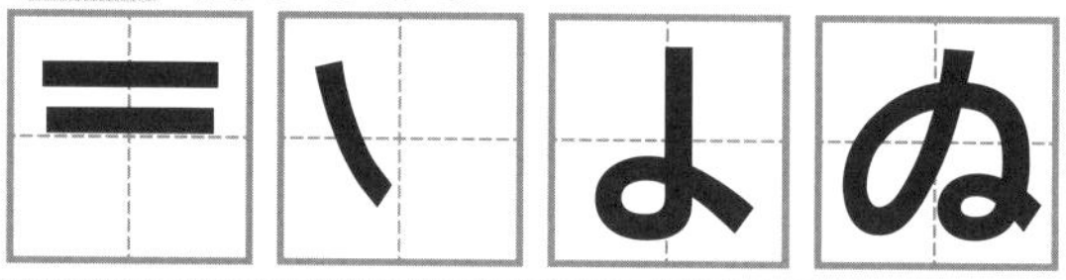

ヒント 長寿

❸ 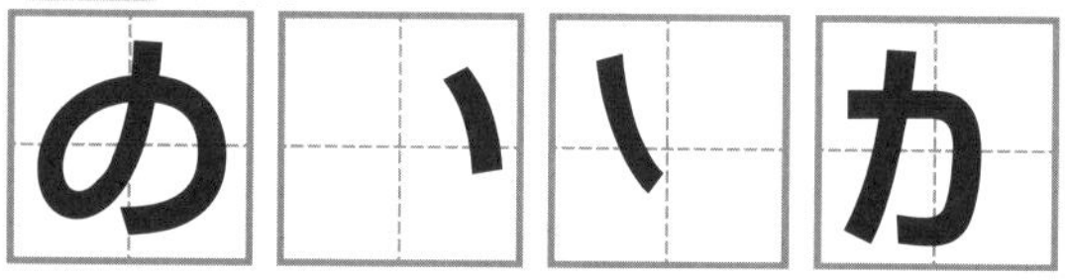

ヒント 就寝

❹ 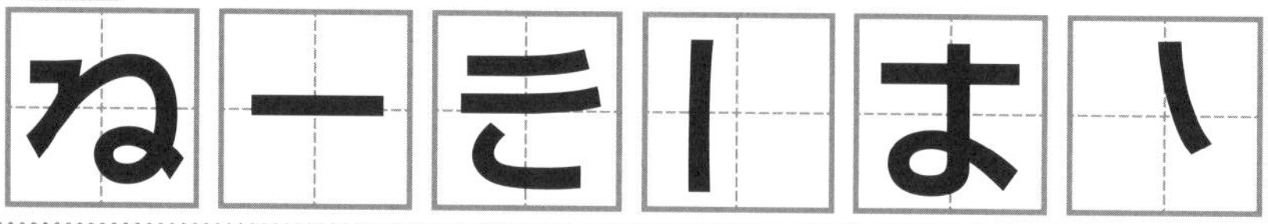

ヒント レタスやホウレンソウ

❺ 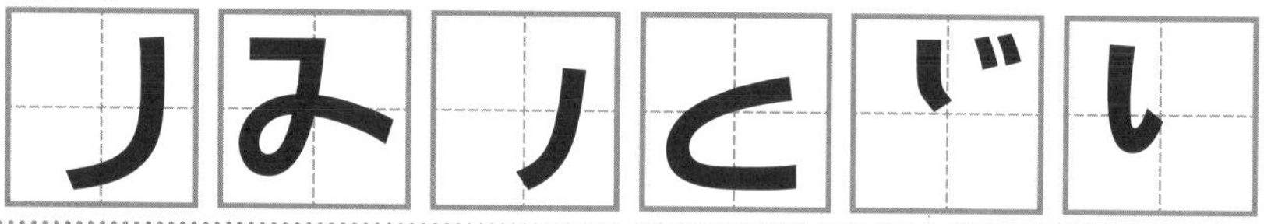

ヒント 天気占い

❻ 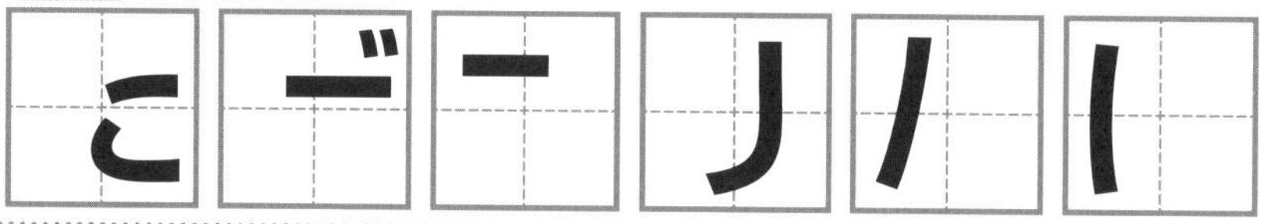

ヒント 桃太郎

❼ 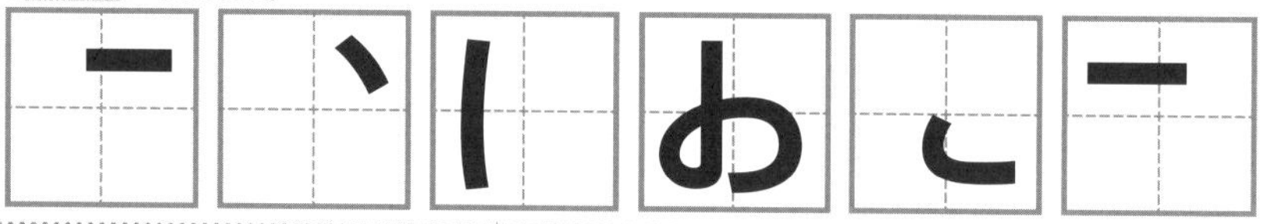

ヒント たたいて演奏

❽ 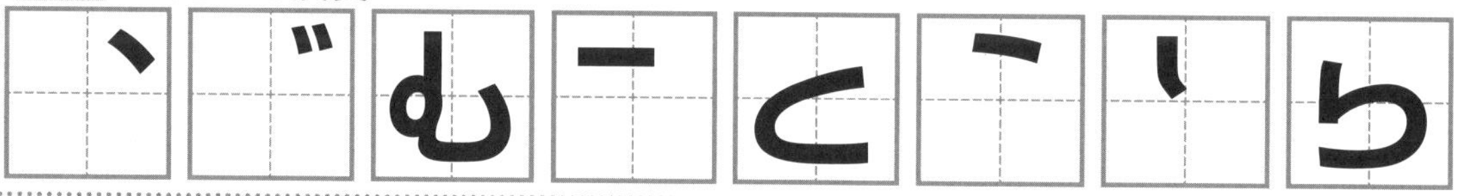

ヒント 根菜

❾ 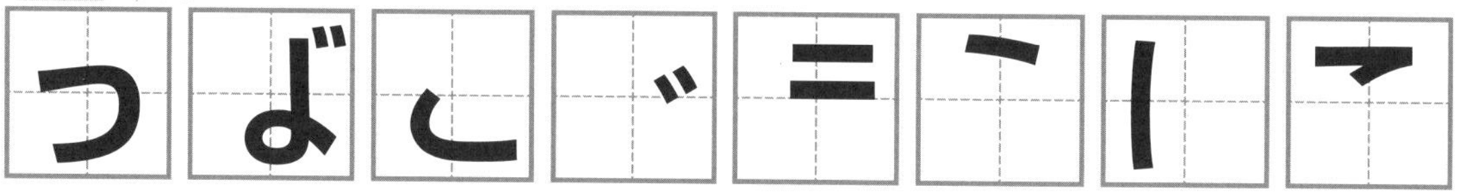

解答欄

❶
❷
❸
❹
❺
❻
❼
❽
❾

解答 ❶わな ❷ぬま ❸かめ ❹ねまき ❺みどり ❻げた ❼おに ❽どらむ ❾ごぼう

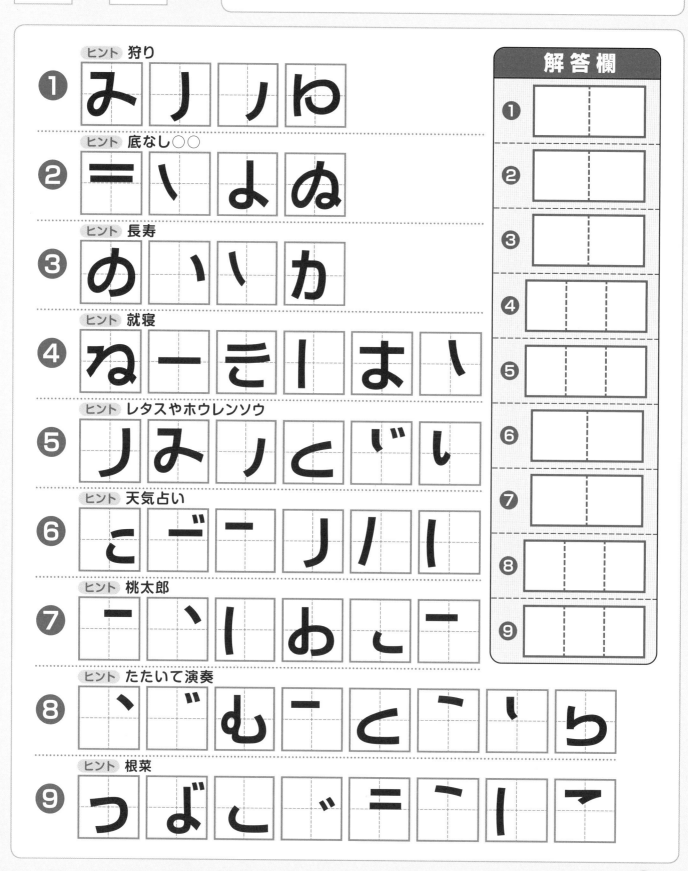

脳活ポイント

空間認知力を断然強化！

バラバラになったひらがなのパーツを組み合わせ、ヒントから推測できる2～3文字の言葉を作るドリルです。空間認知力や想起力が鍛えられ、思わぬ事故を防ぐのにも役立つでしょう。

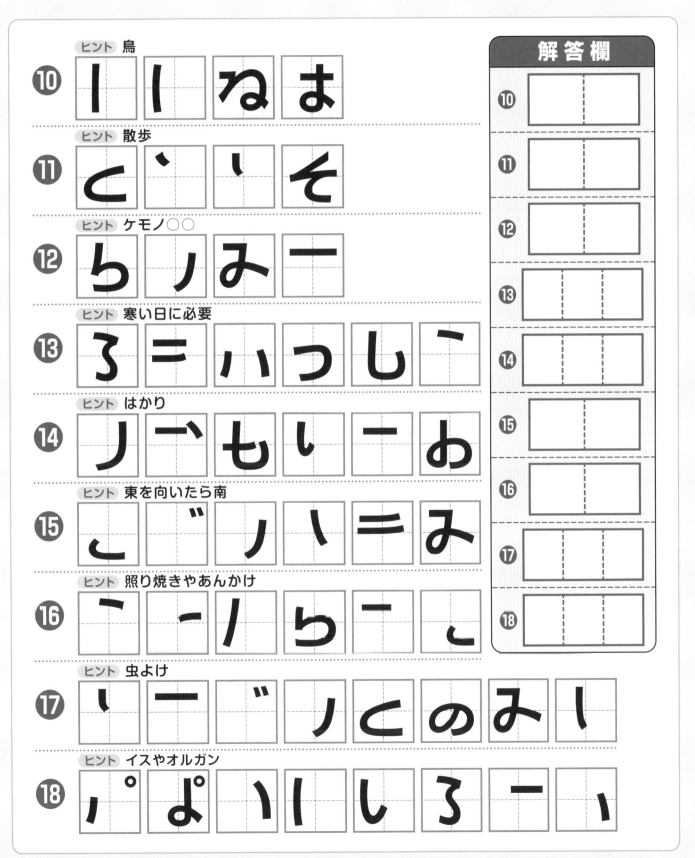

正答数	かかった時間
／18問	分

目標時間　50代まで 15分　60代 20分　70代以上 25分

ヒント 鳥
⑩ ｜　ｌ　ね　ま

ヒント 散歩
⑪ こ　、　ヽ　そ

ヒント ケモノ○○
⑫ ら　ノ　み　一

ヒント 寒い日に必要
⑬ ろ　＝　ハ　つ　し　ヽ

ヒント はかり
⑭ ノ　一ヽ　も　ヽ　一　お

ヒント 東を向いたら南
⑮ こ　゛　ノ　ヽ　＝　み

ヒント 照り焼きやあんかけ
⑯ ヽ　ー　ノ　ら　ー　こ

ヒント 虫よけ
⑰ ヽ　一　゛　ノ　こ　の　み　ｌ

ヒント イスやオルガン
⑱ ﾉ゜　よ゜　ヽ　｜　し　ろ　一　ヽ

解答欄

⑩	
⑪	
⑫	
⑬	
⑭	
⑮	
⑯	
⑰	
⑱	

解答　⑩はね　⑪そと　⑫みち　⑬もうふ　⑭おもり　⑮みぎ　⑯たら　⑰あみど　⑱ぱいぷ

21日目 魔方陣穴うめ34

難易度……4 ★★★★★

実践日　　月　　日

縦列・横列・対角線の列など、各列それぞれにある４つの数字を足すと、合計が決まって34になります。その性質から、空欄の数字を推測し書いてください。問題の４×４マスには、１～16の数字が１つずつ入ります。

1 1～7が入る

	13	12	
10	8		15
	11	14	
16			9

2 10～16が入る

2			3
	5	8	
7	9		6
	4	1	

3 8～14が入る

7	16	2	
	4		5
6	1	15	
		3	

4 ヒントなし

4	10	15	
		2	9
	14		8
13		6	

解答は73ページをご覧ください。

脳活ポイント

計算力・推理力を鍛える!

縦4×横4−16マスの魔方陣に、縦列・横列・対角線の列に入った数字の合計がそれぞれ34になるように空欄に数字を入れる脳トレです。計算力や推理力が磨かれます。

正答数	かかった時間
/8問	分

目標時間 50代まで 15分 60代 25分 70代以上 35分

5 1～7が入る

		16	11
15	12		
		13	10
14	9		8

6 10～16が入る

5	3		
2		8	
	4	9	6
		1	7

7 7～13が入る

3	6	16	
5		4	15
			2
14		1	

8 ヒントなし

	9		7
8			1
	6	3	12
11		5	

解答は73ページをご覧ください。

22日目 意味から熟語探し

難易度……3 ★★★★★

実践日　　月　　日

各問は、①～⑦の問題で構成されています。①～⑦の説明を読み、それがどんな三字熟語、もしくは四字熟語を示すか、推測し完成させてください。ヒントの漢字は①～⑦に各１回ずつ用います。

問1 ヒント（択・己・葉・居・笑・奇・工）

❶ 仲間同士で決めた合図　合□□

❷ 偽って不在を装うこと　□留□

❸ すぐに見破られる仕掛けや工夫　□細□

❹ 必要なもの以外は捨てること　□□選□

❺ 顔をほころばせて笑うこと　破□□□

❻ 思いもよらぬ奇抜なこと　□□天□

❼ 自分で自分が嫌になること　□□嫌□

問2 ヒント（孤・杯・理・巧・真・地・心）

❶ 限度ぎりぎりまで　目□□

❷ ボディガード　□□棒

❸ 道理をわきまえず無理をいうこと　□□尽

❹ 身寄りが一人もいないこと　□涯□□

❺ 世間をあっと驚かせること　□□動□

❻ こびへつらうこと　□□令□

❼ 心にけがれなく清らかなさま　□□□垢

解答
問1 ❶合言葉 ❷居留守 ❸小細工 ❹取捨選択 ❺破顔一笑 ❻奇想天外 ❼自己嫌悪
問2 ❶目一杯 ❷用心棒 ❸理不尽 ❹天涯孤独 ❺驚天動地 ❻巧言令色 ❼純真無垢

脳活ポイント

言語脳を刺激する!

問題に提示されている意味を示す三字熟語や四字熟語を、ヒントの漢字を使って答える脳トレです。認知力の訓練になるので、記憶中枢である脳の海馬が刺激されます。

正答数	かかった時間
／28問	分

目標時間　50代まで 15分　60代 20分　70代以上 25分

問3 ヒント（皮・善・景・公・気・浅・君）

1. 実現していない利益を計算すること　□算□
2. 趣や美しさが感じられない光景　殺□□
3. 背伸びしていばる言動　生□□
4. 毎日一度善行をすること　□□一□
5. 私心をはさまず、公正なこと　□□□大
6. 知識が少なく才能がないこと　□□非□
7. 徳と知性を兼ね備えた理想的な人　聖□□□

問4 ヒント（歌・鋭・念・色・無・意・正）

1. 気軽に動作を行うこと　□造□
2. 生活が苦しいこと。手元―　□如□
3. 無口で無愛想な人。わからず屋　朴□□
4. 周囲すべてが敵で孤立すること　□□楚□
5. 新しく現れて将来有望なさま　新□□□
6. 心や行いが立派な様子　□□方□
7. 容姿に優れ、かつ才能がある人　□□兼□

解答
問3 ①皮算用 ②殺風景 ③生意気 ④一日一善 ⑤公明正大 ⑥浅学非才 ⑦聖人君子
問4 ①無造作 ②不如意 ③朴念仁 ④四面楚歌 ⑤新進気鋭 ⑥品行方正 ⑦才色兼備

23日目 グループ探し

難易度……4 ★★★★★

実践日　　月　　日

Ⓐ～Ⓗに提示されているテーマに合ったものを、それぞれ①～⑯の中から選び、その番号を解答欄に書き入れグループを作ってください。紛らわしいものもありますが、該当数は指示されているとおりです（答えは順不同）。

Ⓐ テーマ ○の部分に「虫」が入る慣用句（5つ選ぶ）

❶ ○の知らせ	❷ ○の手も借りたい	❸ ○の遠吠え	❹ ○唾が走る
❺ ○も木から落ちる	❻ ○の川流れ	❼ 泣きっ面に○	❽ ○に真珠
❾ ○に小判	❿ ○がいい	⓫ ○に金棒	⓬ ○は万年
⓭ 井の中の○	⓮ ○の息	⓯ ○が合う	⓰ 飛んで火に入る夏の○

答え | | | | | |

Ⓑ テーマ 日本の世界遺産（5つ選ぶ）

❶ 東京タワー	❷ 海ほたる	❸ 明石海峡	❹ 厳島神社
❺ 横浜中華街	❻ 石見銀山遺跡	❼ しまなみ海道	❽ 鳥取砂丘
❾ 江の島	❿ 歌舞伎座	⓫ 有馬温泉	⓬ 白川郷
⓭ 道頓堀	⓮ 富士山	⓯ 富岡製糸場	⓰ 太宰府天満宮

答え | | | | | |

Ⓒ テーマ 電気を使う製品（5つ選ぶ）

❶ メジャー	❷ テレビ	❸ ハサミ	❹ ノート
❺ 冷蔵庫	❻ テーブル	❼ シャンプー	❽ コンタクトレンズ
❾ エアコン	❿ ものさし	⓫ そろばん	⓬ 洗濯機
⓭ ティッシュ	⓮ スリッパ	⓯ ホウキ	⓰ パソコン

答え | | | | | |

Ⓓ テーマ プロ野球チーム（5つ選ぶ）

❶ 広島東洋カープ	❷ サガン鳥栖	❸ 川崎フロンターレ	❹ JTサンダーズ広島
❺ 兵庫デルフィーノ	❻ キヤノンイーグルス	❼ 阪神タイガース	❽ 埼玉西武ライオンズ
❾ 横浜F・マリノス	❿ 中日ドラゴンズ	⓫ クボタスピアーズ	⓬ チェルシー
⓭ 読売ジャイアンツ	⓮ 東京ヴェルディ	⓯ セレッソ大阪	⓰ リヴァプール

答え | | | | | |

解答 Ⓐ①④⑩⑭⑯ Ⓑ④⑥⑫⑭⑮ Ⓒ②⑤⑨⑫⑯ Ⓓ①⑦⑧⑩⑬

脳活ポイント

判断力を磨く脳トレ！

各問に並んだ16個の言葉の中から、テーマとして示された条件に合うものを探し出してグループを作る脳トレです。認知力や判断力、想起力を鍛える訓練になります。

正答数	かかった時間
／44問	分

目標時間　50代まで 20分　60代 25分　70代以上 30分

Ⓔ テーマ 球技（7つ選ぶ）

❶ 野球	❷ ボクシング	❸ フェンシング	❹ ラクロス
❺ ゴルフ	❻ 水泳	❼ 競輪	❽ フィギュアスケート
❾ ラグビー	❿ スキー	⓫ テニス	⓬ カヌー
⓭ サッカー	⓮ レスリング	⓯ マラソン	⓰ バレーボール

答え

Ⓕ テーマ 根菜（6つ選ぶ）

❶ トマト	❷ キュウリ	❸ サトイモ	❹ ニンジン
❺ 白菜	❻ インゲン	❼ サツマイモ	❽ オクラ
❾ ゴボウ	❿ ゴーヤ	⓫ ダイコン	⓬ キャベツ
⓭ レタス	⓮ パプリカ	⓯ カブ	⓰ ナス

答え

Ⓖ テーマ 犬種（6つ選ぶ）

❶ コオロギ	❷ ベーグル	❸ ビーグル	❹ ヌードル
❺ ラザニア	❻ プードル	❼ シルバー	❽ パグ
❾ モッツァレラ	❿ ベイブ	⓫ ポメラニアン	⓬ グローブ
⓭ シベリア	⓮ マルチーズ	⓯ ホットドッグ	⓰ チワワ

答え

Ⓗ テーマ 北島三郎さんの曲名（5つ選ぶ）

❶ 川の流れのように	❷ 津軽のふるさと	❸ 与作	❹ みだれ髪
❺ 函館の女	❻ スニーカーぶる～す	❼ 兄弟仁義	❽ U.S.A.
❾ 栄光の架け橋	❿ 天城越え	⓫ 北の漁場	⓬ レモン
⓭ セロリ	⓮ まつり	⓯ 世界に一つだけの花	⓰ 地上の星

答え

解答　Ⓔ ①④⑤⑨⑪⑬⑯　Ⓕ ③④⑦⑨⑪⑮　Ⓖ ③⑥⑧⑪⑭⑯　Ⓗ ③⑤⑦⑪⑭

24日目 類義語探し

難易度……3 ★★★★★

実践日 　月　日

各問Ⓐ〜Ⓓの４つの言葉と、同じ、あるいは似た意味を持つ言葉がリストに並んでいます。それぞれの言葉に対応する言葉を①〜⑧から２つずつ探し、解答欄に番号で答えてください。

問1

答え

Ⓐ 安心する
Ⓑ がっかりする
Ⓒ 感動する
Ⓓ 興奮する

リスト

①胸をなで下ろす　②幻滅する
③気が休まる　④胸を打たれる
⑤血湧き肉躍る　⑥目頭が熱くなる
⑦肩を落とす　⑧テンションが上がる

問2

答え

Ⓐ 手腕
Ⓑ 明朗
Ⓒ 早速
Ⓓ 承認

リスト

①即刻　②オーケー
③天真爛漫　④間髪いれずに
⑤快活　⑥技量
⑦許可　⑧テクニック

問3

答え

Ⓐ 甘い
Ⓑ 熱い
Ⓒ 渋い
Ⓓ 痛い

リスト

①やる気に満ちた　②手ぬるい
③金がかかる　④緊張感がない
⑤いぶし銀の　⑥心苦しい
⑦活発な　⑧趣深い

問4

答え

Ⓐ 鮮やか
Ⓑ 華やか
Ⓒ 爽やか
Ⓓ 賑やか

リスト

①気持ちがいい　②きらびやかな
③若々しい　④巧み
⑤ゴージャスな　⑥クリアな
⑦エネルギッシュな　⑧活気がある

解答
問1 Ⓐ①③、Ⓑ②⑦、Ⓒ④⑥、Ⓓ⑤⑧　問2 Ⓐ⑥⑧、Ⓑ③⑤、Ⓒ①④、Ⓓ②⑦
問3 Ⓐ②④、Ⓑ①⑦、Ⓒ⑤⑧、Ⓓ③⑥　問4 Ⓐ④⑥、Ⓑ②⑤、Ⓒ①③、Ⓓ⑦⑧

脳活ポイント

語彙が増える新型訓練!

各問の4つの言葉の意味と、同じ、あるいは似た意味の言葉を、リストから2つずつ選んで答える脳トレです。認知力のほか、言語をつかさどる側頭葉が刺激され、語彙も増える効果が期待できます。

正答数	かかった時間
／64問	分

目標時間	50代まで	60代	70代以上
	20分	30分	40分

問5

	答え	
Ⓐバカにする	□	□
Ⓑ袖にする	□	□
Ⓒ言葉にする	□	□
Ⓓ豊かにする	□	□

リスト

①人を食う　②思いを伝える
③口に出す　④締め出す
⑤味わい深くする　⑥鼻で笑う
⑦充実させる　⑧お払い箱にする

問6

	答え	
Ⓐ目がくらむ	□	□
Ⓑ目が高い	□	□
Ⓒ目が覚める	□	□
Ⓓ目が届く	□	□

リスト

①何かがあれば気づく　②洞察力がある
③意識を取り戻す　④目からうろこが落ちる
⑤体がぐらつく　⑥違いがわかる
⑦正常な判断力を失う　⑧注意が及ぶ

問7

	答え	
Ⓐ得意になる	□	□
Ⓑためになる	□	□
Ⓒ気になる	□	□
Ⓓ力になる	□	□

リスト

①心に引っかかる　②実りある
③大きな顔をする　④プラスになる
⑤天狗になる　⑥バックアップする
⑦勇気をくれる　⑧しこりが残る

問8

	答え	
Ⓐ責任を取る	□	□
Ⓑ元を取る	□	□
Ⓒ言質を取る	□	□
Ⓓ不覚を取る	□	□

リスト

①料金分は利用する　②証言を得る
③けじめをつける　④黒星がつく
⑤対価に見合う　⑥発言を引き出す
⑦ミスを犯す　⑧使命を果たす

解答
問5 Ⓐ①⑥、Ⓑ④⑧、Ⓒ②③、Ⓓ⑤⑦　問6 Ⓐ⑤⑦、Ⓑ②⑥、Ⓒ③④、Ⓓ①⑧
問7 Ⓐ③⑤、Ⓑ②④、Ⓒ①⑧、Ⓓ⑥⑦　問8 Ⓐ③⑧、Ⓑ①⑤、Ⓒ②⑥、Ⓓ④⑦

25日目 漢字結び四字熟語

難易度……4 ★★★★★

実践日 　月 　日

A～D群、E～H群の囲みの中にある漢字をそれぞれ１字ずつ、順に結びつけて、四字熟語を作ってください。A～D群、E～H群の漢字は１回ずつ、すべて用います。解答は順不同です。

A群		B群		C群		D群	
栄	空	和	死	霧	無	後	同
一	晴	里	画	絶	専	心	和
起	前	人	信	盛	日	生	中
自	半	耕	前	回	雷	衰	賛
五	広	春	大	自	雨	辺	疑
付	小	枯	意	半	末	読	到

	A群	B群	C群	D群
❶				
❷				
❸				
❹				
❺				
❻				

	A群	B群	C群	D群
❼				
❽				
❾				
❿				
⓫				
⓬				

A～D群の解答
一意専心・栄枯盛衰・起死回生・空前絶後・広大無辺・小春日和・五里霧中・自画自賛・晴耕雨読・前人未到・半信半疑・付和雷同

脳活ポイント

言語脳を磨く想起訓練！

４つの群にある漢字をそれぞれ１字ずつ結びつけ、四字熟語を作る脳トレです。側頭葉が刺激され、想起力や判断力が特に鍛えられます。

正答数	かかった時間
／24問	分

目標時間

50代まで	60代	70代以上
25分	35分	45分

E 群		F 群		G 群		H 群	
電	試	末	散	直	両	誤	世
雲	立	挙	越	石	同	倒	舟
本	油	寒	身	霧	楚	消	分
呉	単	面	刀	錯	名	歌	火
三	大	義	断	四	大	温	得
一	四	光	行	転	出	敵	入

	E群	F群	G群	H群
⑬				
⑭				
⑮				
⑯				
⑰				
⑱				

	E群	F群	G群	H群
⑲				
⑳				
㉑				
㉒				
㉓				
㉔				

E～H群の解答
一挙両得・雲散霧消・呉越同舟・三寒四温・試行錯誤・四面楚歌・大義名分・単刀直入・電光石火・本末転倒・油断大敵・立身出世

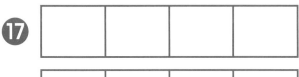

26日目 ナンバーブロック

難易度……5 ★★★★★

実践日　　月　　日

５×８のマスの中に、１・２・３・４・５の数字が８つずつ入っています。縦か横でつながった１～５をひとまとまりとして○で囲んでいき、合計８つのまとまりに分けてください。うまく分けられたら正解です。

❶

5	4	2	1	1	2	3	2
1	3	3	2	4	5	4	3
3	2	1	5	1	4	5	1
4	4	5	3	5	3	1	4
2	5	1	2	4	2	3	5

❷

1	2	4	3	5	4	2	1
4	5	2	3	4	1	5	3
2	3	5	3	5	3	1	2
1	2	1	2	4	4	5	3
4	5	3	1	5	4	1	2

❸

1	5	4	3	2	1	2	1
2	4	1	2	3	4	3	5
5	3	2	4	5	1	2	4
1	5	1	3	4	2	1	3
5	3	2	4	4	5	3	5

❹

5	1	4	1	2	4	3	5
1	2	3	5	4	3	4	1
3	4	5	3	2	1	3	2
2	1	2	2	1	2	1	5
5	4	3	5	4	3	4	5

❺

1	2	4	5	3	1	2	3
4	5	2	1	5	2	4	5
4	3	1	1	3	4	5	3
5	3	2	5	4	1	4	2
3	1	2	4	3	2	5	1

❻

1	2	1	4	2	1	4	3
2	4	5	5	3	3	5	2
3	3	2	1	3	5	4	1
5	4	1	5	4	2	1	3
4	1	2	3	5	2	4	5

解答は73ページをご覧ください。

脳活ポイント

識別力と注意力を強化！

5×8の40マスの問題の中で、1・2・3・4・5の数字が1つずつ入ったまとまりを探していく脳トレです。数字を識別する力や、注意力を鍛える効果が期待できます。

正答数 ／12問　かかった時間 分

目標時間　50代まで 35分　60代 40分　70代以上 45分

⑦

1	4	5	1	3	3	3	4
5	4	2	3	5	4	2	5
2	3	1	2	4	4	5	1
3	2	3	5	2	1	1	2
5	1	4	1	4	5	3	2

⑧

5	2	4	4	2	4	2	5
2	1	3	5	3	4	3	1
5	2	1	1	3	1	4	5
4	4	1	5	3	2	5	3
3	3	2	1	5	4	1	2

⑨

1	1	5	2	4	4	1	2
2	4	5	1	3	5	2	4
3	4	5	2	3	3	3	1
1	1	2	5	4	3	5	1
3	5	2	4	4	3	5	2

⑩

3	5	4	2	1	2	1	5
2	5	4	2	3	4	1	3
1	1	2	1	3	5	2	4
5	4	3	3	4	5	5	4
1	4	2	5	3	2	1	3

⑪

1	1	2	3	5	5	1	2
5	4	3	3	4	4	1	3
5	4	2	2	1	5	2	4
2	2	3	1	5	4	3	3
1	5	4	3	4	5	2	1

⑫

1	2	4	1	2	4	3	1
1	3	5	3	5	3	4	2
5	2	3	4	5	1	4	5
2	4	3	5	1	2	5	1
4	4	1	5	2	3	3	2

解答は73ページをご覧ください。

27日目 レコード漢字並べ

難易度……3 ★★★★★

実践日　　月　　日

各問、四字熟語を構成する4つの漢字の中心部を円形に切り抜き、内側と外側をそれぞれ回転させたレコード盤の形で提示しています。４つの漢字が何かを見極め、それらの漢字でできる四字熟語を答えてください。

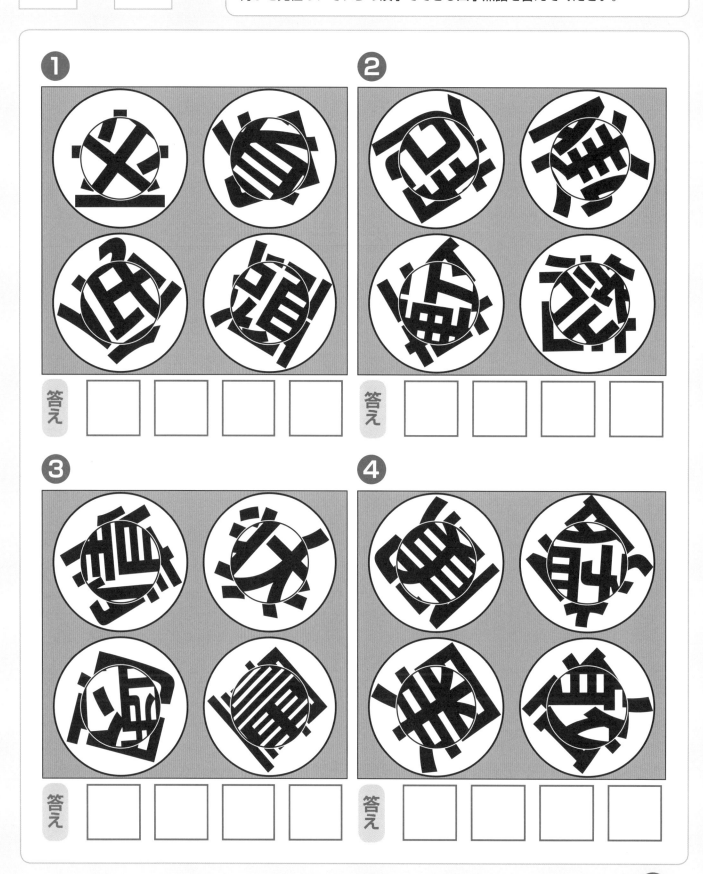

❶

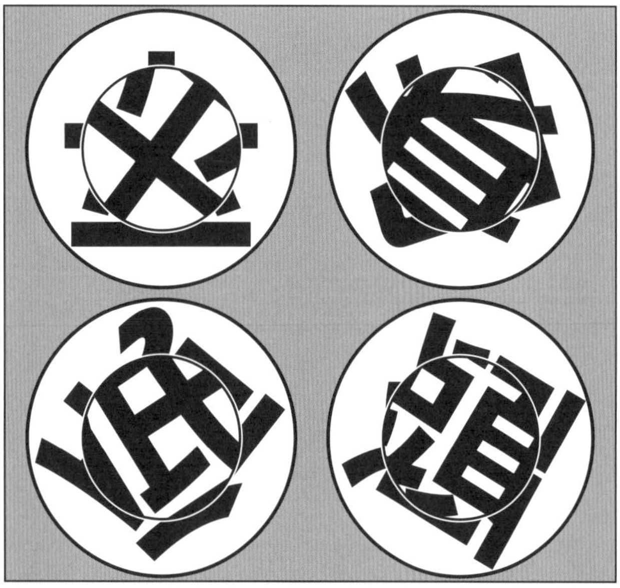

答え

❷

答え

❸

答え

❹

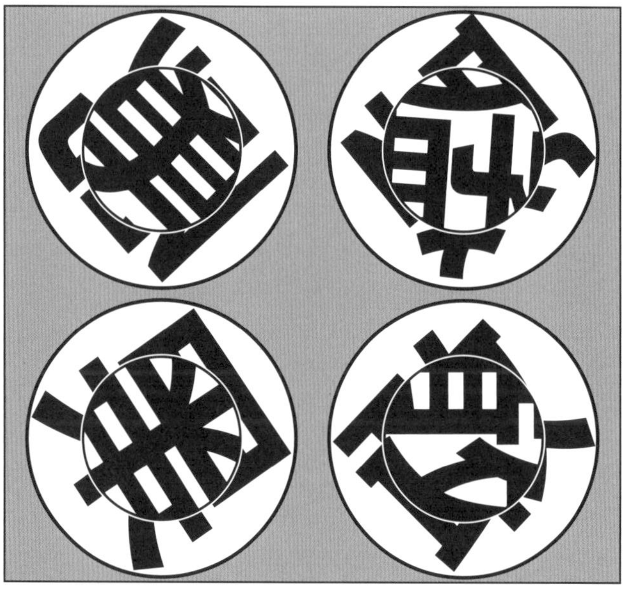

答え

解答 ❶平身低頭 ❷起承転結 ❸情状酌量 ❹勇猛果敢

脳活ポイント

イメージ力を鍛える！

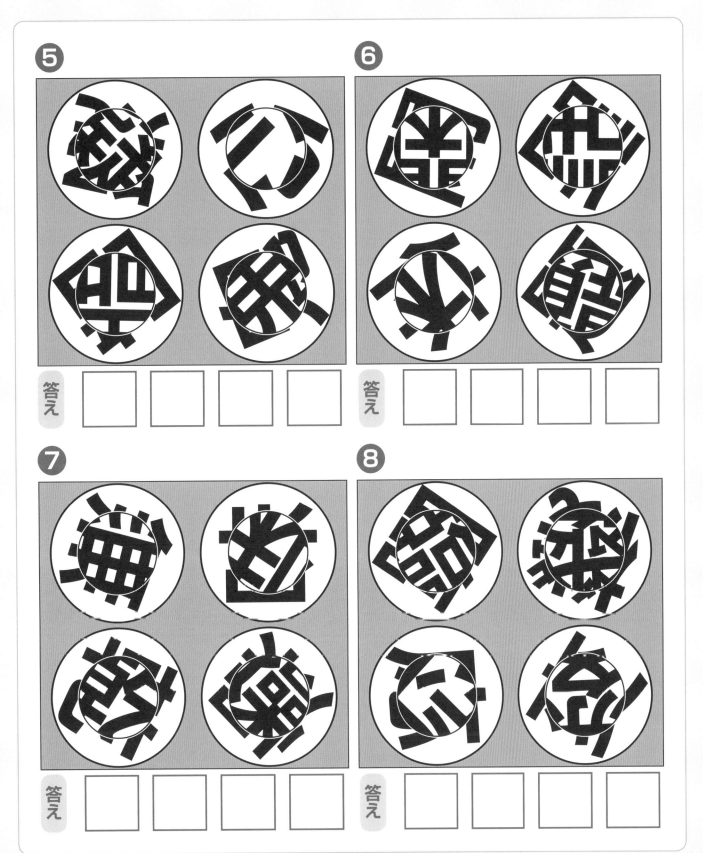

レコードのように外側と内側でそれぞれ円形に分割した漢字が４つ示されているので、それらでできる四字熟語を答える脳トレです。想起力や発想力、イメージ力が磨かれます。

正答数	かかった時間
／8問	分

目標時間

50代まで	60代	70代以上
10分	15分	20分

5

答え

6

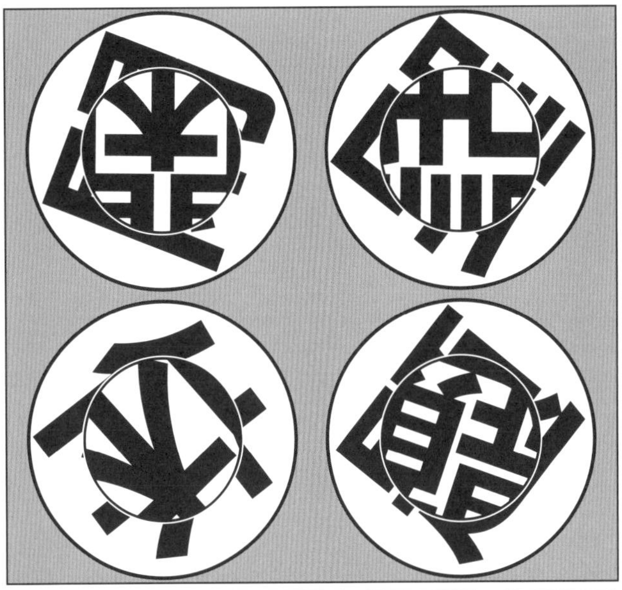

答え

7

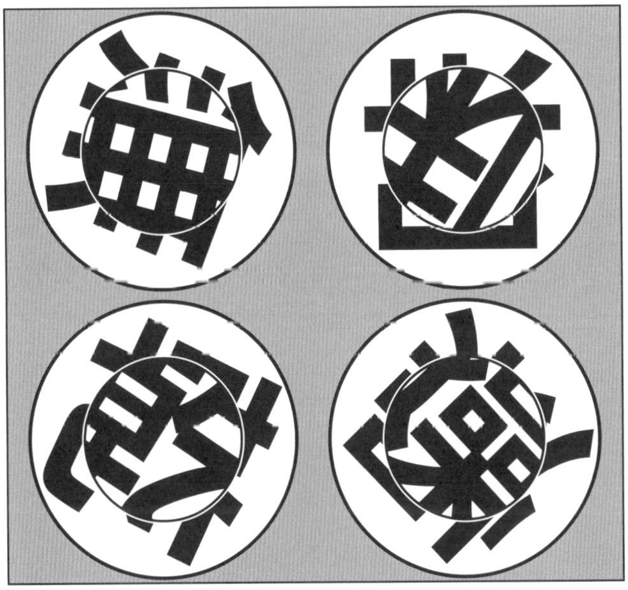

答え

8

答え

28日目 当てはめ計算式

難易度……4 ★★★★★

実践日 □月 □日

左の９つの数字を、右の計算式に当てはめ、答えが同じになる３つの足し算を作ってください。数字の組み合わせが合っていれば、順番が異なっていてもかまいません。

❶

7	4	1
15	11	6
9	2	8

▶

□＋□＋□＝21
□＋□＋□＝21
□＋□＋□＝21

❷

4	19	11
16	9	17
7	13	3

▶

□＋□＋□＝33
□＋□＋□＝33
□＋□＋□＝33

❸

20	4	14
25	17	8
9	22	10

▶

□＋□＋□＝43
□＋□＋□＝43
□＋□＋□＝43

❹

5	2	12
16	21	18
24	7	27

▶

□＋□＋□＝44
□＋□＋□＝44
□＋□＋□＝44

解答 ❶1+9+11、2+4+15、6+7+8 ❷3+11+19、7+9+17、4+13+16
❸8+10+25、4+17+22、9+14+20 ❹5+12+27、2+18+24、7+16+21

脳活ポイント

推理力と計算力が向上!

問題に提示された９つの数字を使って、それぞれ同じ答えになる計算式を３つ作る脳トレです。推理力や計算力を鍛える訓練になります。

正答数	かかった時間
／24問	分

目標時間　50代まで 25分　60代 35分　70代以上 45分

❺

8	13	6
26	2	15
17	23	10

□＋□＋□＝40
□＋□＋□＝40
□＋□＋□＝40

❻

8	14	5
24	20	18
34	9	27

□＋□＋□＝53
□＋□＋□＝53
□＋□＋□＝53

❼

25	33	15
31	4	28
19	22	9

□＋□＋□＝62
□＋□＋□＝62
□＋□＋□＝62

❽

12	6	21
37	35	29
25	33	18

□＋□＋□＝72
□＋□＋□＝72
□＋□＋□＝72

解答　❺2+15+23、6+8+26、10+13+17　❻5+14+34、8+18+27、9+20+24
❼4+25+33、9+22+31、15+19+28　❽12+25+35、6+29+37、18+21+33

29日目 言葉かくれんぼ

難易度……3 ★★★★★

実践日 　月 　日

大きさや向きの異なる２～４字の言葉がたくさん書かれた図を見て、各問に答えてください。答えは、図の熟語から探して、指定された個数分を解答欄に書きましょう。それぞれのページごとに答えてください。

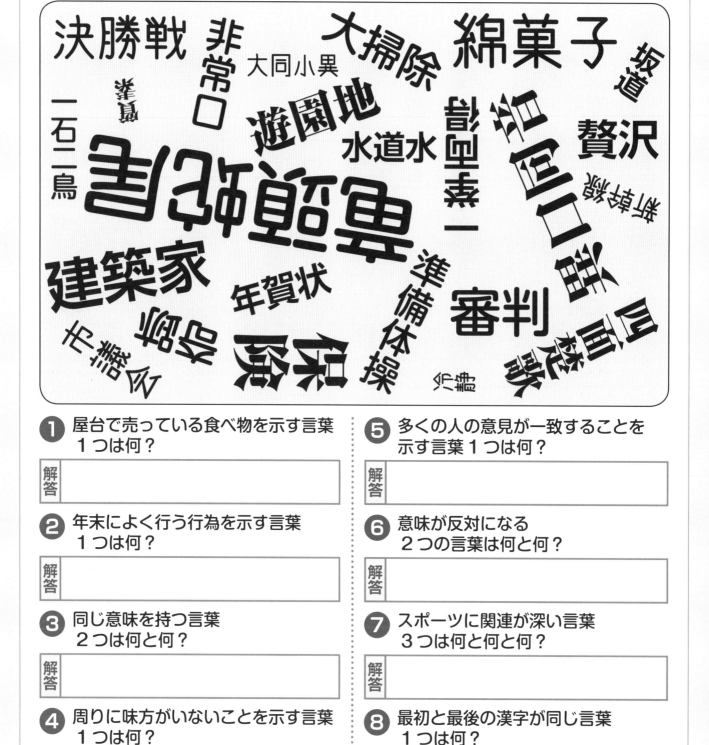

❶ 屋台で売っている食べ物を示す言葉１つは何？

解答

❷ 年末によく行う行為を示す言葉１つは何？

解答

❸ 同じ意味を持つ言葉２つは何と何？

解答

❹ 周りに味方がいないことを示す言葉１つは何？

解答

❺ 多くの人の意見が一致することを示す言葉１つは何？

解答

❻ 意味が反対になる２つの言葉は何と何？

解答

❼ スポーツに関連が深い言葉３つは何と何と何？

解答

❽ 最初と最後の漢字が同じ言葉１つは何？

解答

解答 ❶綿菓子 ❷大掃除 ❸一石二鳥・一挙両得 ❹四面楚歌 ❺異口同音 ❻贅沢・質素 ❼準備体操・審判・決勝戦 ❽水道水

脳活ポイント

脳の頭頂葉を強める!

大きさや向きの異なる言葉がいくつも配置された図を見て、問題にある言葉を探すドリルです。物の形を認識する頭頂葉が鍛えられ、認知力も高まり、思わぬ事故やミスを防ぐのにも役立ちます。

正答数	かかった時間
／28問	分

目標時間　50代まで 20分　60代 30分　70代以上 40分

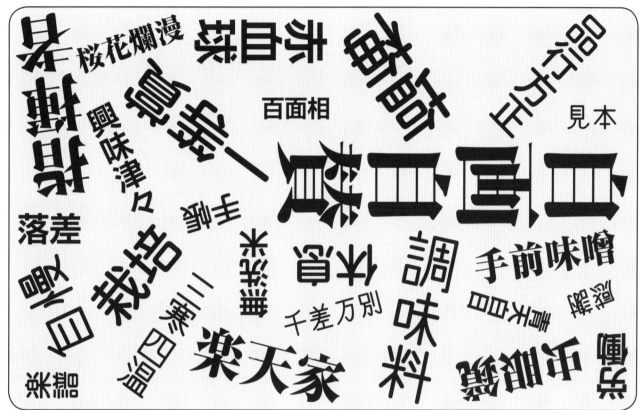

⑨ 植物を観察する道具を示す言葉 1つは何？

解答

⑩ 砂糖や塩を示す言葉 1つは何？

解答

⑪ 反対から読むと「桜」になる言葉 1つは何？

解答

⑫ 自分をほめることを示す言葉 3つは何と何と何？

解答

⑬ 数字が入った言葉 4つは何と何と何と何？

解答

⑭ 音楽に深くかかわる言葉 2つは何と何？

解答

⑮ 色の名前が入った言葉 2つは何と何？

解答

⑯ 意味が反対になる 2つの言葉は何と何？

解答

解答 ⑨虫眼鏡 ⑩調味料 ⑪落差 ⑫自画自賛・手前味噌・自慢 ⑬一等賞・三寒四温・百面相・千差万別 ⑭指揮者・楽譜 ⑮青天白日・赤血球 ⑯労働・休息

30日目 ゼロイチ計算

難易度……4 ★★★★★

実践日　　月　　日

各問、4つの数字を使った足し算が書かれています。その4つの数字のどれかに「0」もしくは「1」の数字を指定の個数つけてケタ数を増やし、計算式を成立させてください。

❶「0」を3つ書いてください。

9□□ + 4□□ + 1□□ + 5□□ = 145

❷「0」を4つ書いてください。

4□□ + 2□□ + 3□□ + 1□□ = 244

❸「0」を4つ書いてください。

5□□ + 4□□ + 3□□ + 2□□ = 473

❹「0」を4つ書いてください。

1□□ + 8□□ + 9□□ + 3□□ = 948

❺「0」を5つ書いてください。

5□□ + 7□□ + 6□□ + 2□□ = 830

❻「1」を3つ書いてください。

6□□ + 4□□ + 7□□ + 5□□ = 160

❼「1」を3つ書いてください。

7□□ + 8□□ + 6□□ + 1□□ = 880

❽「1」を3つ書いてください。

3□□ + 2□□ + 4□□ + 5□□ = 125

❾「1」を4つ書いてください。

8□□ + 2□□ + 1□□ + 9□□ = 1014

❿「1」を4つ書いてください。

4□□ + 3□□ + 9□□ + 8□□ = 1135

解答 ❶90+40+10+5 ❷4+200+30+10 ❸50+400+3+20 ❹10+8+900+30 ❺50+700+60+20 ❻61+41+7+51 ❼7+811+61+1 ❽31+2+41+51 ❾81+21+1+911 ❿4+311+9+811

脳活ポイント

新発想の推理式計算！

4つの数字の足し算に、問題の指定に従って0か1を加えてケタ数を増やし、計算式を成立させる脳トレです。推理力や計算力が大いに磨かれます。

正答数	かかった時間
／20問	分

目標時間　50代まで 25分　60代 35分　70代以上 45分

⓫「0」を3つ書いてください。

1□□ ＋ 2□□ ＋ 5□□ ＋ 4□□ ＝516

⓬「0」を4つ書いてください。

1□□ ＋ 5□□ ＋ 6□□ ＋ 3□□ ＝807

⓭「0」を4つ書いてください。

6□□ ＋ 4□□ ＋ 3□□ ＋ 2□□ ＝654

⓮「0」を5つ書いてください。

3□□ ＋ 4□□ ＋ 9□□ ＋ 7□□ ＝1373

⓯「0」を5つ書いてください。

2□□ ＋ 5□□ ＋ 8□□ ＋ 3□□ ＝1332

⓰「1」を3つ書いてください。

4□□ ＋ 1□□ ＋ 2□□ ＋ 6□□ ＝97

⓱「1」を3つ書いてください。

7□□ ＋ 3□□ ＋ 9□□ ＋ 8□□ ＝201

⓲「1」を3つ書いてください。

2□□ ＋ 1□□ ＋ 8□□ ＋ 9□□ ＝212

⓳「1」を4つ書いてください。

5□□ ＋ 8□□ ＋ 1□□ ＋ 9□□ ＝1044

⓴「1」を4つ書いてください。

7□□ ＋ 9□□ ＋ 6□□ ＋ 3□□ ＝1010

解答 ⓫10+2+500+4 ⓬1+500+6+300 ⓭600+4+30+20 ⓮3+400+900+70 ⓯2+500+800+30
⓰4+11+21+61 ⓱71+31+91+8 ⓲2+111+8+91 ⓳51+81+1+911 ⓴7+911+61+31

番外編

夏目漱石作『こころ』 脳が元気になる！ 美文字になる！

なぞり書き音読シート

実践日

月　日

まずは、薄く書かれた『こころ』の一部を音読しましょう。音読が終わったら、文字を鉛筆やボールペンなどで、ゆっくりとていねいになぞってください。

私は金の工面に二、三日を費やした。ところが私が鎌倉に着いて三日と経(た)たないうちに、私を呼び寄せた友達は、急に国元から帰れという電報を受け取った。電報には母が病気だからと断ってあったけれども友達はそれを信じなかった。友達はかねてから国元にいる親たちに勧(すす)まない結婚を強(し)いられていた。彼は現代の習慣からいうと結婚するにはあまり年が若過ぎた。それに肝心(かんじん)の当人が気に入らなかった。それで夏休みに当然帰るべきところを、わざと避けて東京の近くで遊んでいたのである。彼は電報を私に見せてどうしようと相談をした。私にはどうしていいか分らなかった。けれども実際彼の母が病気であるとすれば彼は固(もと)より帰るべきはずであった。それで彼はとうとう帰る事になった。せっかく来た私は一人取り残された。

参考文献 『こころ』（青空文庫）

脳活ポイント

脳全体を活性化!

音読をすることで脳の側頭葉、文字をバランスよく書くことで脳の前頭葉と頭頂葉、後頭葉が特に活性化されます。書写をした後も、毎朝の音読の習慣にしましょう。

『こころ』

明治の文豪として実に有名な夏目漱石（1867～1916年）の代表作。明治時代から大正時代に移り変わるときの心情を深く描いた作品として知られる。今回の音読シートでは、主人公の「私」が「先生」と知り合う冒頭部を紹介。

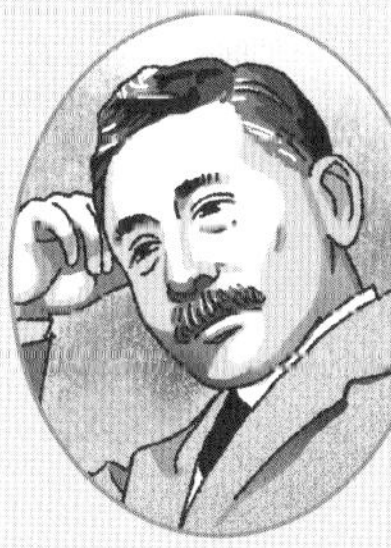

私はその人を常に先生と呼んでいた。だからここでもただ先生と書くだけで本名は打ち明けない。これは世間を憚(はば)かる遠慮というよりも、その方が私にとって自然だからである。私はその人の記憶を呼び起すごとに、すぐ「先生」といいたくなる。筆を執(と)っても心持は同じ事である。よそよそしい頭文字(かしらもじ)などはとても使う気にならない。

私が先生と知り合いになったのは鎌倉(かまくら)である。その時私はまだ若々しい書生であった。暑中休暇を利用して海水浴に行った友達からぜひ来いという端書(はがき)を受け取ったので、私は多少の金を工面して、出掛ける事にした。

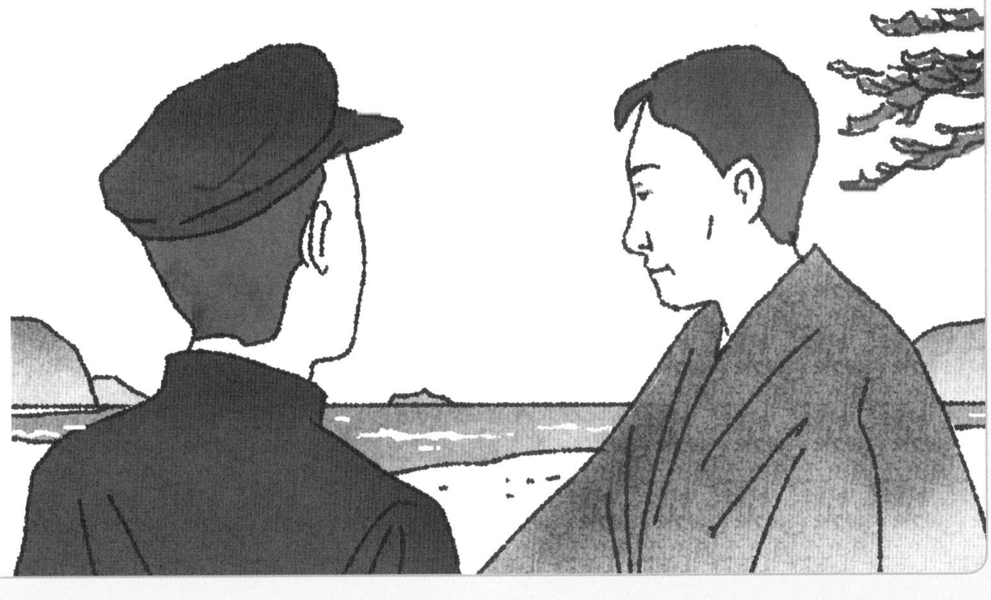

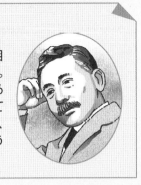

毎日脳活❸ 解答

その他のドリルの解答は
各ページの下欄に記載しています。

4日目 マッチ棒計算パズル

※以下のほかにも解答例が
想定される場合があります

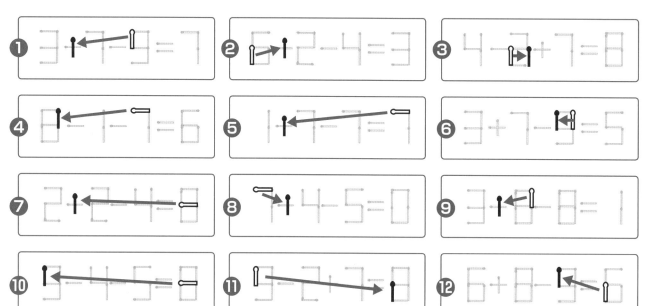

❶
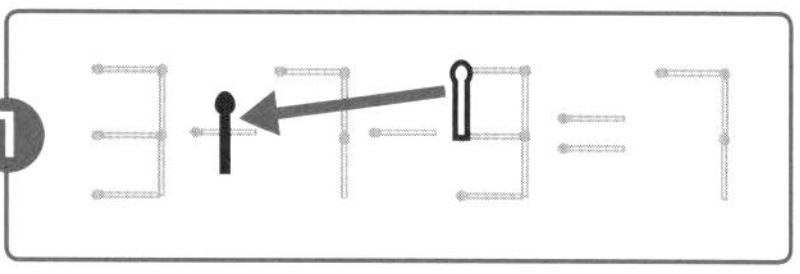

❷
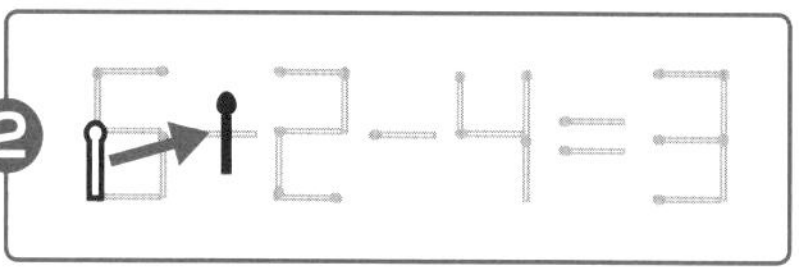

❸
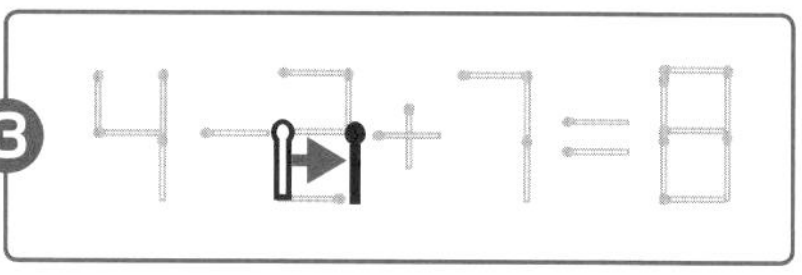

❹
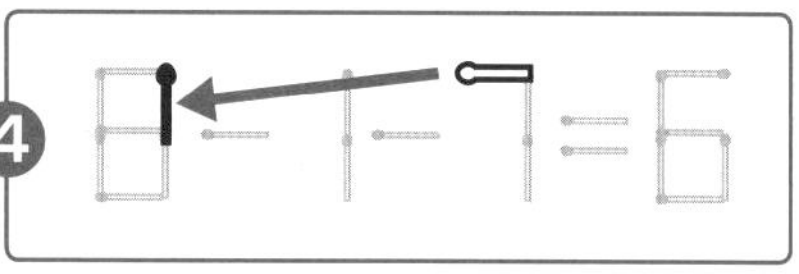

❺
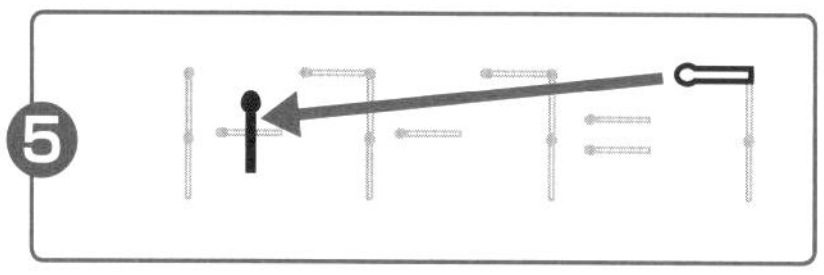

❻
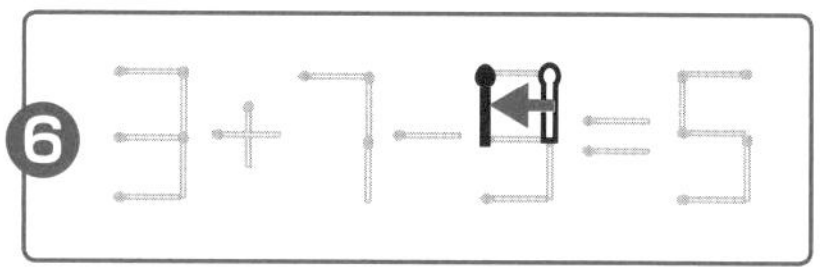

❼
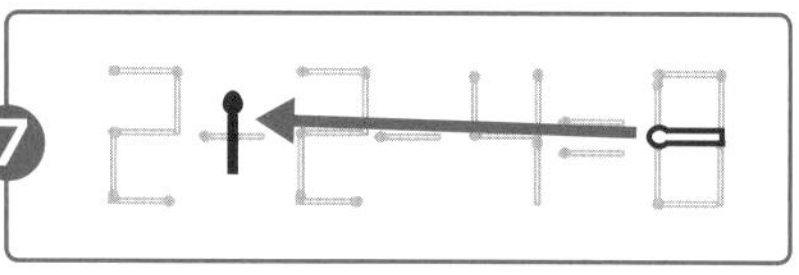

❽
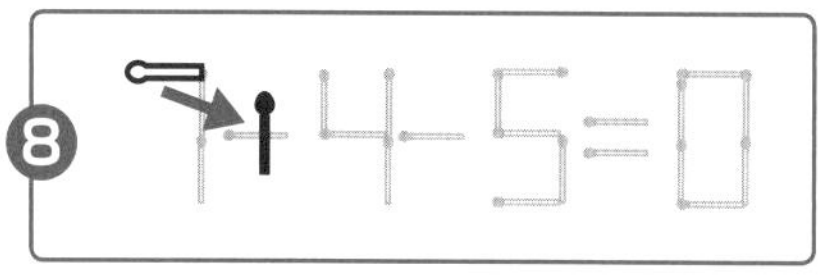

❾
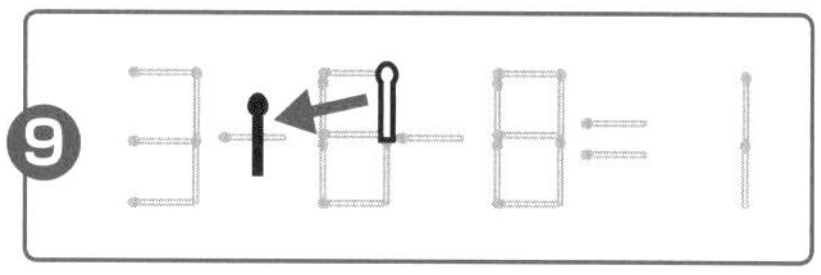

❿
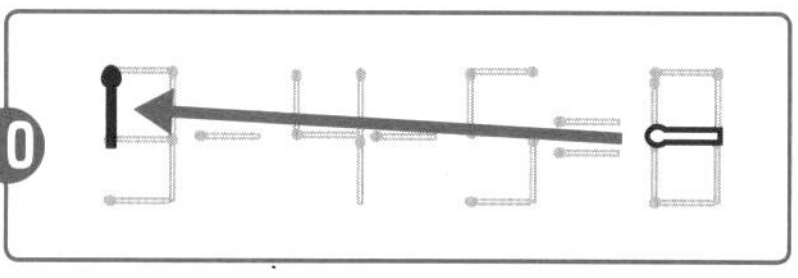

⓫
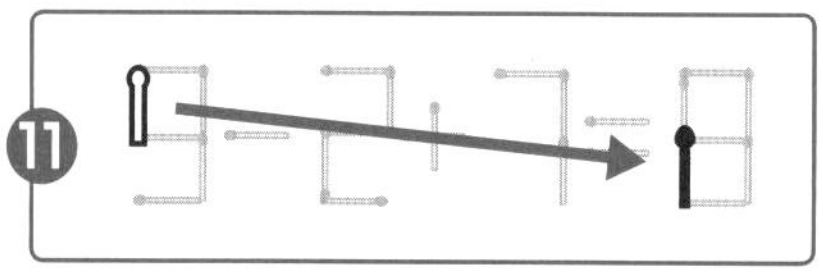

⓬
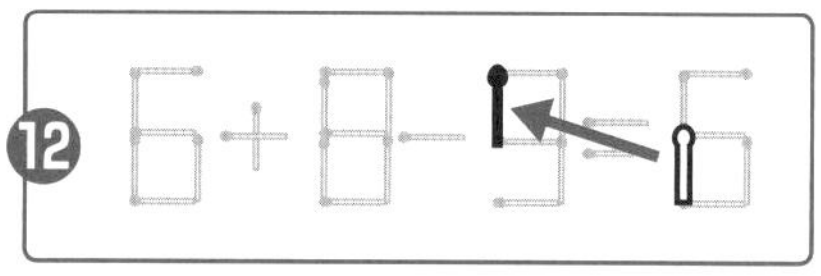

13日目 不等号ナンプレ

❶
```
①1 < 2 < 3
 ∧   ∧   ∨
 2 < 3 > 1
 ∧   ∨   ∧
 3 >②1 < 2
```

❷
```
 3 >①2 > 1
 ∨   ∨   ∧
 2 > 1 <②3
 ∨   ∧   ∨
 1 < 3 > 2
```

❸
```
 2 > 1 <②3
 ∨   ∧   ∨
 1 < 3 > 2
 ∧   ∨   ∨
①3 > 2 > 1
```

❹
```
 4 > 3 > 1 < 2
 ∨   ∨   ∧   ∧
①1 < 2 < 3 < 4
 ∧   ∨   ∧   ∨
 2 > 1 < 4 >②3
 ∧   ∧   ∨   ∨
 3 < 4 > 2 > 1
```

❺
```
 3 > 2 > 1 <②4
 ∧   ∨   ∧   ∨
 4 > 1 < 2 < 3
 ∨   ∧   ∧   ∨
①2 < 3 < 4 > 1
 ∨   ∧   ∨   ∧
 1 < 4 > 3 > 2
```

❻
```
 1 <①2 < 3 < 5 > 4
 ∧   ∧   ∧   ∨   ∨
 3 < 4 < 5 > 1 < 2
 ∨   ∨   ∨   ∧   ∧
 2 < 3 > 1 < 4 < 5
 ∧   ∨   ∧   ∨   ∨
 5 > 1 < 4 > 2 < 3
 ∨   ∧   ∨   ∧   ∨
 4 < 5 > 2 <②3 > 1
```

❼
```
 2 < 4 > 1 < 5 >②3
 ∧   ∨   ∧   ∨   ∨
 5 > 3 > 2 < 4 > 1
 ∨   ∨   ∧   ∨   ∧
 3 > 1 < 5 > 2 < 4
 ∨   ∧   ∨   ∧   ∧
①1 < 2 < 4 > 3 < 5
 ∧   ∧   ∨   ∨   ∨
 4 < 5 > 3 > 1 < 2
```

❽
```
 3 > 2 > 1
 ∨   ∧   ∧
①1 < 3 > 2
 ∧   ∨   ∧
 2 > 1 <②3
```

❾
```
 1 <①3 > 2
 ∧   ∨   ∧
 2 > 1 <②3
 ∧   ∧   ∨
 3 > 2 > 1
```

❿
```
 3 > 1 < 2
 ∨   ∧   ∨
①2 < 3 > 1
 ∨   ∨   ∧
 1 < 2 <②3
```

⓫
```
 4 >①2 < 3 > 1
 ∨   ∨   ∨   ∧
 3 > 1 < 2 < 4
 ∨   ∧   ∧   ∨
 1 < 3 < 4 > 2
 ∧   ∧   ∨   ∧
 2 < 4 >②1 < 3
```

⓬
```
 1 < 4 > 3 > 2
 ∧   ∨   ∨   ∧
①4 > 2 > 1 < 3
 ∨   ∧   ∧   ∨
 2 < 3 < 4 >②1
 ∧   ∨   ∨   ∧
 3 > 1 < 2 < 4
```

⓭
```
 5 > 1 < 3 < 4 > 2
 ∨   ∧   ∧   ∨   ∨
 2 <①4 < 5 > 3 > 1
 ∧   ∧   ∨   ∨   ∧
 4 < 5 > 1 < 2 < 3
 ∨   ∨   ∧   ∨   ∧
 3 > 2 < 4 >②1 < 5
 ∨   ∧   ∨   ∧   ∨
 1 < 3 > 2 < 5 > 4
```

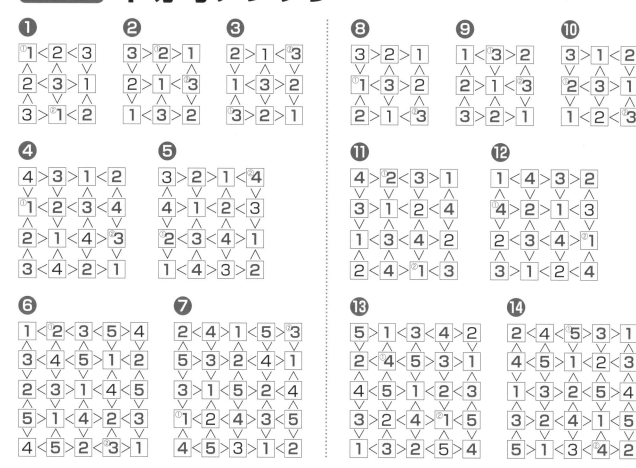

⓮
```
 2 < 4 <①5 > 3 > 1
 ∧   ∧   ∨   ∨   ∧
 4 < 5 > 1 < 2 < 3
 ∨   ∨   ∧   ∧   ∧
 1 < 3 > 2 < 5 > 4
 ∧   ∨   ∧   ∨   ∧
 3 > 2 < 4 > 1 < 5
 ∧   ∨   ∨   ∧   ∨
 5 > 1 < 3 <②4 > 2
```

16日目 抜け落ちクロスワード

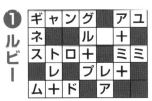

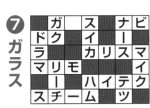

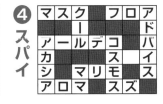

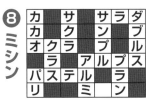

❶ ルビー

ギ	ャ	ン	グ		ア	ユ
ネ			ル		＋	
ス	ト	ロ	＋		ミ	ミ
	レ		プ	レ	＋	
ム	＋	ド		ア		

❷ ラムネ

プ	レ	ゼ	ン	ト		イ
ラ				ラ		ネ
ス	リ	ル		ッ		
	ボ		ト	ク	ベ	ツ
パ	ン	プ	ス			ル

❸ コンビニ

イ	ン	コ		グ	ラ	フ
ス		イ		リ		タ
	コ	ン		ー		
ス	ネ			ッ		イ
ペ			デ	ジ	タ	ル
ア	イ	ガ	モ			カ

❹ スパイ

マ	ス	ク		フ	ロ	ア
		ー				ド
ア	ー	ル	デ	コ		バ
カ				ス		イ
シ		マ	リ	モ		ス
ア	ロ	マ		ス	ズ	

❺ アイス

パ			ア	ナ	ロ	グ
イ	ン	テ	リ		デ	
オ			バ		オ	ス
ニ		バ	イ	ク		リ
ア		ス		リ	ア	ル

❻ ルーペ

ル		ペ				ス
ー		ア	ラ	カ	ル	ト
レ	ジ			ウ		ラ
ッ		マ	ト	ン		イ
ト	イ	レ		ト	ー	ク

❼ ガラス

	ガ		ス		ナ	ビ
ド	ク		イ		ー	
ラ			カ	リ	ス	マ
マ	リ	モ				イ
	ー		ハ	イ	テ	ク
ス	チ	ー	ム		ツ	

❽ ミシン

カ		サ		サ	ラ	ダ
カ		ク		ン		ブ
オ	ク	ラ		プ		ル
	ラ		ア	ル	プ	ス
パ	ス	テ	ル		ラ	
リ			ミ		ン	

21日目 魔方陣穴うめ34

1 1~7が入る

3	13	12	6
10	8	1	15
5	11	14	4
16	2	7	9

2 10~16が入る

2	16	13	3
11	5	8	10
7	9	12	6
14	4	1	15

3 8~14が入る

7	16	2	9
11	4	14	5
6	1	15	12
10	13	3	8

4 ヒントなし

4	10	15	5
16	7	2	9
1	14	11	8
13	3	6	12

5 1~7が入る

1	6	16	11
15	12	2	5
4	7	13	10
14	9	3	8

6 10~16が入る

5	3	16	10
2	13	8	11
15	4	9	6
12	14	1	7

7 7~13が入る

3	6	16	9
5	10	4	15
12	7	13	2
14	11	1	8

8 ヒントなし

2	9	16	7
8	15	10	1
13	6	3	12
11	4	5	14

26日目 ナンバーブロック

❶

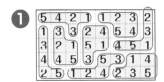

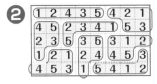

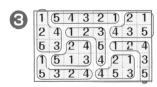

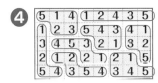

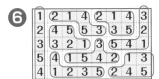

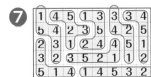

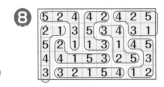

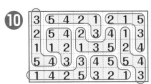

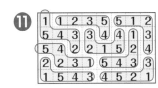

5	4	2	1	1	2	3	2
1	3	3	2	4	5	4	3
3	2	1	5	1	4	5	1
4	4	5	3	5	3	1	4
2	5	1	2	4	2	3	5

❷

1	2	4	3	5	4	2	1
4	5	2	3	4	1	5	3
2	3	5	3	5	3	1	2
1	2	1	2	4	4	5	3
4	5	3	1	5	4	1	2

❸

1	5	4	3	2	1	2	1
2	4	1	2	3	4	3	5
5	3	2	4	5	1	2	4
1	5	1	3	4	2	1	3
5	3	2	4	4	5	3	5

❹

5	1	4	1	2	4	3	5
1	2	3	5	4	3	4	1
3	4	5	3	2	1	3	2
2	1	2	2	1	2	1	5
5	4	3	5	4	3	4	5

❺

1	2	4	5	3	1	2	3
4	5	2	1	5	2	4	5
4	3	1	1	3	4	5	3
5	3	2	5	4	1	4	2
3	1	2	4	3	2	5	1

❻

1	2	1	4	2	1	4	3
2	4	5	5	3	3	5	2
3	3	2	1	3	5	4	1
5	4	1	5	4	2	1	3
4	1	2	3	5	2	4	5

❼

1	4	5	1	3	3	3	4
5	4	2	3	5	4	2	5
2	3	1	2	4	4	5	1
3	2	3	5	2	1	1	2
5	1	4	1	4	5	3	2

❽

5	2	4	4	2	4	2	5
2	1	3	5	3	4	3	1
5	2	1	1	3	1	4	5
4	4	1	5	3	2	5	3
3	3	2	1	5	4	1	2

❾

1	1	5	2	4	4	1	2
2	4	5	1	3	5	2	4
3	4	5	2	3	3	3	1
1	1	2	5	4	3	5	1
3	5	2	4	4	3	5	2

❿

3	5	4	2	1	2	1	5
2	5	4	2	3	4	1	3
1	1	2	1	3	5	2	4
5	4	3	3	4	5	5	4
1	4	2	5	3	2	1	3

⓫

1	1	2	3	5	5	1	2
5	4	3	3	4	4	1	3
5	4	2	2	1	5	2	4
2	2	3	1	5	4	3	3
1	5	4	3	4	5	2	1

⓬

1	2	4	1	2	4	3	1
1	3	5	3	5	3	4	2
5	2	3	4	5	1	4	5
2	4	3	5	1	2	5	1
4	4	1	5	2	3	3	2

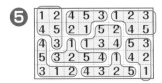

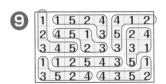

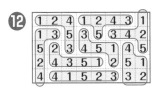

バックナンバー・続編のご案内

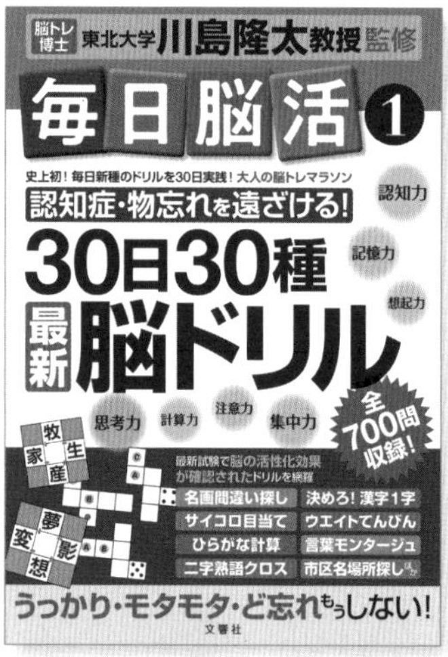

毎日脳活①

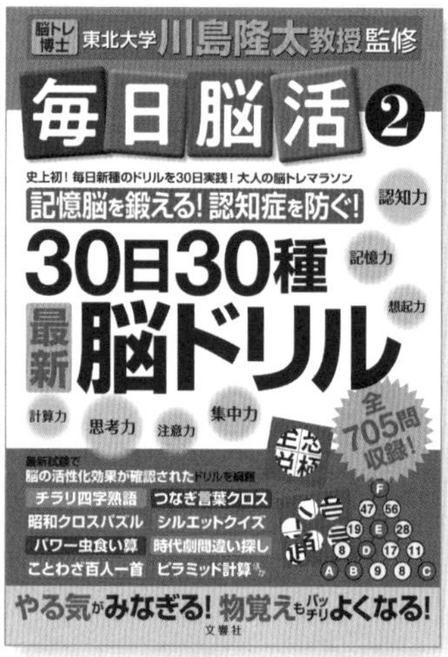

毎日脳活②

・・・・さらに続きます。

30日間、お疲れさまでした！ お楽しみいただけたでしょうか。
『毎日脳活』には新種の楽しい問題がまだまだたくさんあります。
ご希望の方には、『毎日脳活』のバックナンバーや続編を、
お電話一本でお届けさせていただきます。ぜひご注文ください！
みなさまからのさらなる挑戦をお待ちしております。

〈愛読者の声〉

毎日違ったドリルができるというのはいいですね。1号につき2冊買って主人と競争しています。私は国語系が得意で、主人はパズル・計算系が得意。わからないところは、お互い聞きながら楽しんでいます。ドリルをやりはじめてから、頭が冴えたような気がします。

川島隆太先生の本だから買ってみました。ドリルをやってみると、本当におもしろくてついつい3、4日分のドリルをやってしまいます。「毎日脳活」1号の中では、二字熟語クロスが大好きで、同じようなドリルをもっとやりたいです。次の号が早く出ないかなと首を長くして待っています。

●ご注文方法

お近くに書店がない方はお電話でご注文ください。

通話料無料 0120-966-081

（9:30〜18:00　日・祝・年末年始は除く）

「『毎日脳活』○巻のご注文」とお伝えください。

定価968円（本体880円＋税10%）

●お支払い方法：後払い（コンビニ・郵便局）

- 振込用紙を同封しますので、コンビニエンスストア・郵便局でお支払いください。
- 送料を別途410円（税込）ご負担いただきます。
（送料は変更になる場合がございます）

毎日脳活③
30日30種　最新脳ドリル

2021年11月16日　第1刷発行
2022年10月24日　第2刷発行

編集人　安藤宣明
企画統括　石井弘行　明星真司
編集　株式会社 わかさ出版
装丁／デザイン　カラーズ
イラスト　前田達彦
Adobe Stock

発行人　山本周嗣
発行所　株式会社 文響社
〒105-0001
東京都港区虎ノ門2丁目2-5
共同通信会館9階
ホームページ　https://bunkyosha.com
お問い合わせ　info@bunkyosha.com
印刷　大日本印刷株式会社
製本　古宮製本株式会社

ISBN 978-4-86651-437-6

本書のドリル問題は『脳活道場』（わかさ出版刊）に掲載されたものを一部改変の上、収録しています。